医師・看護師を守り地域医療を存続させる

病院M&A

矢野好臣　余語 光
YANO YOSHIOMI　YOGO HIKARU

幻冬舎MC

医師・看護師を守り
地域医療を存続させる
病院M&A

はじめに

医療機関のM&Aを専門業務としている私たちのもとには、全国の病院経営者からさまざまなご相談が寄せられます。

「東京の病院で勤務医をしている息子が、私の病院の後を継がないと言っています。当然息子が継ぐと思っていたのに、まさか嫌がるなんて……」

「父親から受け継いだ病院ですが、老朽化が進んで近い将来建て直しをする必要が出てきました。しかし、大きな借入をしてまで実行する決心がつきません」

「長年スタッフをまとめてくれていた事務長が辞めたところ、現場のスタッフを統率できる人間がいなくなってしまいました。スタッフの要求がどんどん増えてきています。辞められても困るし……」

身につまされる思いの方も多いのではないでしょうか。

後継者の不在、人材不足や労務管理の難しさ、診療報酬改定による収益力の鈍化、老朽化した建物改修や高額な最新機器導入のための資金手当て、などなど……、病院経営者を悩ませる問題の種は尽きません。

では、いっそ廃院してしまえばいいかといえば、それも決して簡単ではありません。なぜなら、地域病院には、その地域の人々の命と健康を守るという重要な役割が求められ、そもそも理事長自身が、医療によって多くの人を救いたいという思いから、医師を志し、仕事に従事しているためです。簡単に廃院の決断ができるのであれば、苦労はありません。

誠実な気持ちで医療に従事してきた方ほど、後継者問題や経営不安と、「地域に病院を残したい」という思いとの間で、苦悩してしまうのです。

その悩みを解決する一つの選択肢として私たちがご提案しているのが、本書で紹介していく病院M&Aです。

病院M&Aとは、病院の経営権や運営する事業を、ほかの医業事業者に譲渡することです。譲り受けた側の医療事業者は、病院の施設や設備、人材などの経営資源を活用してより良い病院として維持しながら長い時間をかけて発展させていきます。

もちろん、その病院にかかっていた患者さんはそのまま続けて入院や通院ができ、地域医療は存続します。病院名は変更しないことが多いので、患者さんはM&Aに気づかないこともよくあります。

また、経営権を譲り渡した経営者は、相応の対価を受け取り、その後は安定した生活を送っていただきます。

譲り渡した側にも、譲り受けた側にも、そして地域や患者さん、その病院で勤務する従業員にもメリットがある「三方良し」となる病院M&Aを、私たちはこれまでに数多くお手伝いしてきました。

一方、必ずしもハッピーなM&Aばかりではありません。経営者が躊躇している間にタイミングを逸してしまった、あるいは、あまりにも自分の都合だけにこだわったためにM&Aが破談してしまう失敗も、お聞きすることがあります。最悪の場合、結局、病院経営が行き詰まって、経営者には借金が残り、地域に頼られていた医療機関が失われてしまうという、だれにとっても幸せではない結末になってしまうケースも考えられます。

それでは、どのようにすれば、「三方良し」となるハッピーな病院M&Aが実現でき、逆にどのようになると、失敗に結びつくのか？

それをリアルな事例を通じて学べるようにまとめたのが、本書です。

本書には「後継者不在」や「経営不振」など、病院が抱えていた課題ごとにそれぞれ6つの「Ｇｏｏｄケース」と「Ｂａｄケース」を掲載しました。「Ｇｏｏｄケース」はいずれも、私たちが実際に関わらせていただいた病院（一部、診療所）M&Aの実例から採った典型例であり、必ず「これ、うちの病院とよく似ている」「そうそう、こういうことで悩んでいたんだよ」とうなずかれる部分があるはずです。

なお、事例は「Ｇｏｏｄケース」と「Ｂａｄケース」とに分けていますが、それは必ずしもM&Aとしての成立・不成立という意味だけではなく、「経営者の理念や思いがどれだけ反映できたのか」「地域医療への貢献をどれだけ残すことができたのか」という観点から区分しています。

病院M&Aは、単に「既得権である病床を高値で譲って儲けよう」といったものでは、決してありませんし、そのような考え方だけで取り組むと、たいてい失敗につながります。

病院が続くことで、患者さん、スタッフさん、そして地域の皆さんにとって将来までハッピーな状態が続き、そのうえで、経営者やご家族も、安心した生活が送れる……。これこそ、病院M&Aの大成功と呼ぶべき状態だと、私たちは考えています。

本書をきっかけに幸せな病院M&Aが実現し、長年地域医療を支えてきた皆さまの想いが末永く残っていくことを、著者として願ってやみません。

目　次

第3章 安心できる相手に譲渡する 病院のM&Aのプロセスと注意点

第4章 事例から学ぶ、承継を成功に導く「病院のM&A」のポイント

第5章 「病院のM&A」で譲渡側はハッピーリタイア、譲受側は医療サービスの質向上へ

第1章

診療報酬の改定、後継者不在、人材不足……
理事長が直面する病院経営の苦難

今、病院経営について悩みや不安を感じていない病院経営者の方は、ほとんどいないでしょう。

地域医療構想など医療行政の長期的変化、診療報酬改定、医療技術の高度化への対応、足元での収益力低下、厳しさを増す人材不足・採用難、経営者自身の高齢化、そして、後継者不在。

これらの要素は、相互に関連しながら進展し日本の多くの病院経営を揺るがせています。本章では現状分析として、病院経営者を悩ませているさまざまな問題を確認します。

収益性格差が広がる医療業界

独立行政法人福祉医療機構の調査(※)によると、医療法人の2017年度と2018年度の平均事業収益を比べると、約33・6億円から約34・5億円と約0・9億円の増収となっています。また、平均事業利益率を見ても、約1・7%から約2・1%と0・4ポイント上昇しています。つまり医療法人全体の平均で見れば、わずかながら増収増益となっています。

ところが、赤字の医療法人の割合を見ると、22・5%から24・8%へと2・3ポイント上昇しており、約4社に1社が赤字経営です。また、事業収益規模が10億円未満の医療法人では、赤字割合は、24・2%から34・6%へと10・4ポイントも上昇し、約3社に1社が赤字です。

ここから分かることは、規模が大きな医療機関は、より高い収益・利益を上げている一方で、赤字に転落する医療機関が増えているということ。特に、規模が小さい医療機関ほど、経営が厳しくなっているということです。

一口でいえば、収益性の格差が広がって「儲かる大病院はより儲かり、儲からない中小病院はより儲からない」状況となっているのです。

この背景には、ご存じのように診療報酬改定による収益力の変化や人件費の高騰などによる費用増もあるでしょう。

そもそも、諸外国に比べて日本の病院は数が多過ぎるという点は、従前より指摘されています。実際、20年前の2000年には国内に9200院以上あった病院数は、毎年減り続け、2018年には8400院を割り込んでいます。

機能別に見ると、急性期、慢性期の病床については、相対的に過剰とされ、地域医療構想

（※「2018年度医療法人の経営状況について」独立行政法人福祉医療機構）

においてはその縮小、ならびに回復期機能の充実が提言されています。

特に、慢性期病床を中心としていた中小病院については、地域包括ケアシステムにおける自院の役割・ポジショニングを見極めることが重要となっています。

足元の収益性が悪化しているなかで、長期的な変化も見据えて病院経営の舵取りをしていかなければならない現代の病院経営者には、大きな責任と苦難があるのです。

これからも続く人材不足、採用難

そのような長期的な変化への対応を考えようとしたときに、ネックとなるのが病院スタッフの人材不足と採用難です。

多くの病院は、すでに人材不足で苦労しています。そのなかで、病床機能を変化させたり在宅診療などの新しい取り組みにチャレンジしたりしようと思っても、それに対応できる人材の確保は容易ではありません。それどころか、必要な看護師数が満たせないために、現状の病床もフル稼働させられないという病院もあります。

一方で、採用難は人件費の上昇をもたらし経営を圧迫する要因になります。周辺病院の水

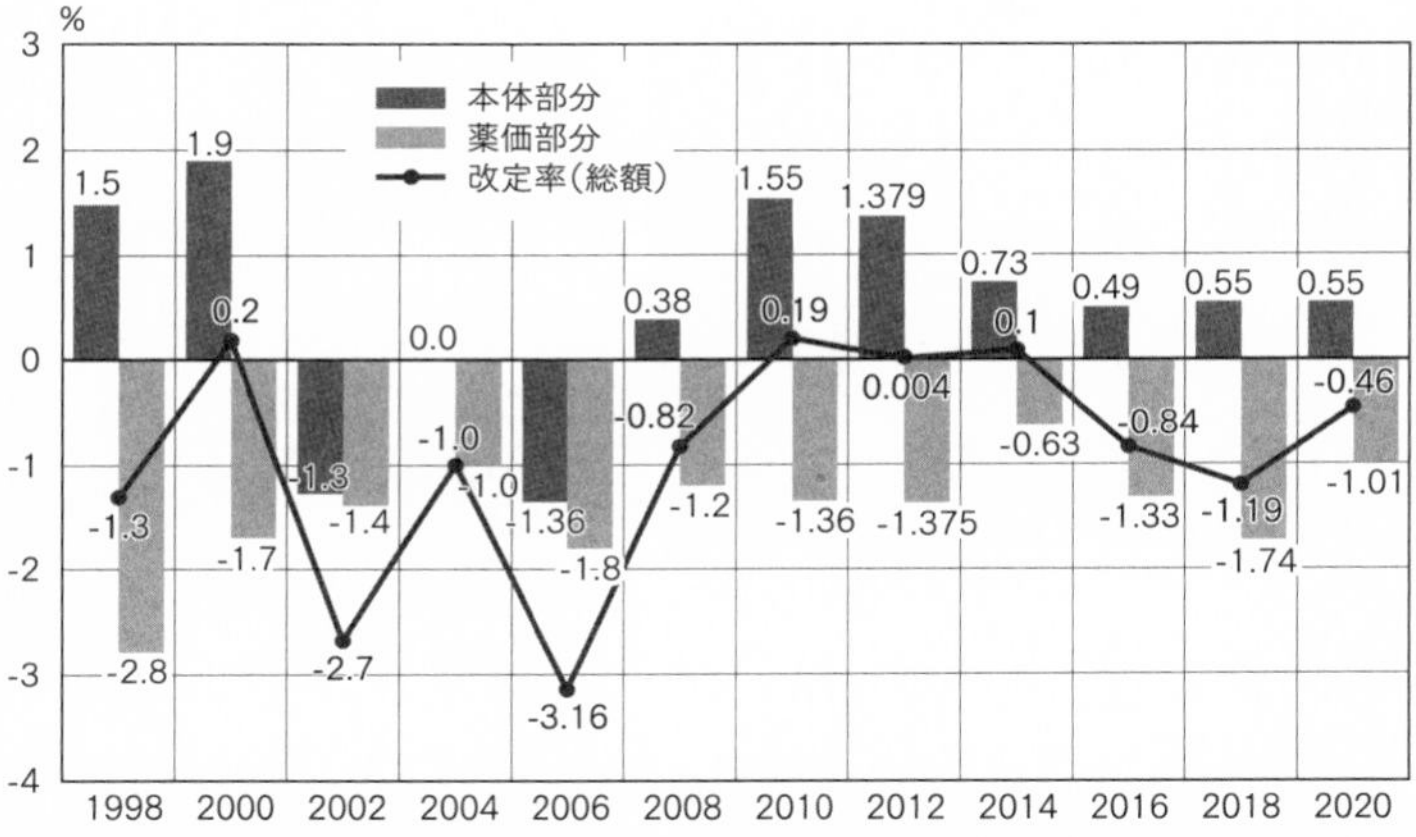

注）2014年度は消費税増税対応分を含む（これを含めないと本体部分は 0.1％増）。2016年度の改定額は、2014年まで含めていた想定より売れた医薬品の価格引き下げも含めると実質マイナス 1.03％。

（参考資料：産経新聞　2009.12.24 、毎日新聞　2012.12.22 、2013.12.21 、2015.12.22 、2017.12.19 、2019.12.18）

図１　診療報酬の改定率の推移

準に劣らない給与支払いは当然であり、質の良いスタッフに働き続けてもらうためには、水準を上回る給与支払いが必要になることもあります。実際、病院の費用支出のうち実に平均約55％が給与費になっています（「第22回医療経済実態調査〈医療機関等調査〉報告」中央社会保険医療協議会）。それに加えて、人材紹介会社などに支払う費用も、近年高騰を続けており、ばかになりません。

　そして、この人材不足は、わが国の少子高齢化を背景とした労働力人口の減少に根本的な原因があるため、多少の波はあるとしても、劇的な解決は今後も困難だと考えられます。

難しさを増す労務管理

人材不足の病院経営者を悩ませるのは、人件費の増加という費用面の問題だけではありません。

病院の機能を維持するためには、医師、看護師、放射線技師、理学療法士など、一定の数の有資格者を常に雇用していなければならないのです。有資格者に退職されてしまうと、同じ有資格者を補充しなければならず、だれでもいいというわけにはいきません。そのため、できるだけ辞められないように経営サイドが気を配る必要があります。それは当然、従業員も分かっていることなので、従業員のほうはむしろ立場的に優位に立ち、さまざまな要求をしてくることがあります。以前ならはねつけることができた多少の無理な要求も、「辞められては困るから」と、認めざるを得なくなります。

さらに「働き方改革」の影響により、過剰勤務が問題になっている医師はもちろん、看護師もコメディカルワーカーも、時間外労働を増やすことは難しくなっており、むしろ削減しなければなりません。しかし既存スタッフの時間外労働を削減しようとすれば、やはりそれを補う人材を確保しなければなりません。それが難しければ、従業員にどうにかお願いして時間外労働をしてもらうしかありません。

そういった状況下において多くの病院で生じているのが、従業員側の力が相対的に強くなり、経営者側の力が相対的に弱くなるという、パワーバランスの変化です。

収益性が低下しているなかで、さらに従業員とのパワーバランスが変化したことにより、労務管理が難しくなり、経営者に多大なストレスをもたらしています。

顧客である患者が求めるものも変化しているが……

病院にとって「顧客」となる、患者が求めるものも変わってきています。

以前であれば、必要最低限の医療や介護が確実に施されることが求められましたが、現在ではそれにプラスして、より満足を感じられる医療や介護を求めるニーズが増えているのです。ところが、診療報酬は基本的に患者の満足度といった部分を評価する仕組みになっていないので、そこに患者の求めるものと提供されるサービスのギャップが生まれていました。

現在では医療の質を評価する報酬体系が採り入れられようとしてきていますが、今後もその傾向は、より進んでいくことでしょう。その傾向がさらに進んでいったとき、それに対応できる体制が取れるかどうかということも懸念されます。理事長がそれを進めようとしても、ノウハウがなかなか蓄積できなかったり、これまでのやり方が変わることに対するスタッフの反発が生じる可能性も考えられます。

また、インフォームド・コンセントやセカンドオピニオンなど、患者の自己決定の意識が向上し、医療に対する知識や医師に対する要求も向上しています。それは基本的に良い部分が多いのですが、すぐに不機嫌になり怒る患者、医師の診療を受け入れない患者、あげくの果てには、医療費の支払いを拒否する患者など、いわゆるクレーマー的な患者も存在します。

さらに近年では、SNSで根拠がない病院の悪口を書いて拡散させるなどの行為も増えました。これは、実際に集患にある程度の影響を与えます。

そういったクレーマー的な患者への対応は、一歩間違えるとレピュテーションリスク（評判悪化）があり、病院スタッフへも多大な負担をかけるもので、対応には苦労させられます。

建て替えが迫られる古い病院建物

2代、3代と続いてきた病院の場合、病院建物の老朽化の問題もあります。

建物がかなり古い場合は、それ自体が集患に影響を及ぼすことから、改修よりも建て替えが選択されるでしょうが、収益性が低く内部留保が少ない医療法人では、その多額の費用も理事長の頭を悩ませます。病院建て替えは単に建物を建て替えるだけではなく、その間の入院患者、外来患者への対応など考慮すべき事項がたくさんあります。建て替えに際して医療機器、設備も最新のものにするとなると、そこでもまた多額の資金が必要です。

資金的に建て替えができないために、廃院を選ばざるを得ないケースも出てくるのです。

後継者不在問題

以前であれば、理事長の子は医師となって理事長の後を継ぐのが当たり前でした。医大を卒業して研修医から勤務医になり、勤務医時代は他地域、他病院に勤めていたとしても、いずれは地元に戻り、親の病院を継ぐのが常識だったのです。

現在でも、病院経営者の子は医大に進学して医師になるケースは多くあります。しかし、医師になったとしても親の後を継がない子世代が増えているという変化が生じています。

その理由はさまざまですが、一つには、今までに説明してきたような、病院経営環境の変化があるでしょう。

以前なら、多くの病院経営者は安定した高収入を得ることができました。病院スタッフや地域住民から尊敬を集め、社会的なステータスも非常に高いものでした。

ところが、これまで見てきたように、それが多くの面で変わりつつあります。病院であっても、その経営者には高い経営能力と経営責任が求められる時代なのです。それがなければ現場のスタッフから非難されるなど、労務管理が難しくなっています。

もちろん、そういう病院経営をチャレンジングな事業だと考えて取り組む後継理事長も少なからずいますし、また優秀な経営成績を残す病院経営者もいます。一方では、医師として専門知識や技術を向上させることには熱心だけれども、経営にはさほど興味がもてないというタイプの人がいるのも事実です。昔であれば、理事長の子がそういうタイプであっても、承継するのが常識だと考えられました。

しかし価値観が多様化した現代に、親子といえども「常識だから」という理由で、進路を決めさせることは無理でしょう。

多額の費用がかかる病院建物の建て替え問題が近い将来に迫っている場合などは、病院の承継は資産の承継というより、負債の承継だととらえる子世代もいます。利用価値のない不動産の承継が「負動産」などと呼ばれて忌避されることが増えていますが、それに近い感覚かもしれません。

実際、現在の理事長が病院経営や労務管理で苦しんでいる姿を見ている子世代が、経営のことなど考えずに医師としての実力を高めていきたいと考えたり、リスクの高い病院経営をするより勤務医の待遇のほうが安定していて魅力的だと考えて、承継をしないことを選んだりしたとしても、それを責めたりはできないでしょう。

また、承継問題には、地域格差もあります。

地方病院の子世代が東京などの都市部の医大を卒業して、そこで勤務医になった場合、魅力の減っている地方に戻りたがらないケースが増えているためです。都市部で結婚して、子どもをもった場合は特に、本人には戻る意志があっても、配偶者が子どもの教育環境や、リスクのある病院経営よりも安定した収入が得られる勤務医を続けてほしいといった理由で、大反対して戻れなくなるケースもあります。

ちなみに、一般の事業会社においては病院以上に、親の事業を引き継がない子が増えています。そのため、中小企業においては近年、家族以外の者が事業を引き継ぐ親族外承継が過半数になっているというデータもあります（『中小企業白書』２０１７年版）。

一般企業においては、事業は親族以外の者が引き継ぐことが珍しくないのです。

病院経営は、収入や社会的なステータスの面で一般の中小企業とは比較にならない高いレベルです。そのため、親族内承継が一般の中小企業より多い傾向があり、なお過半は親族内承継となっているようです。たとえば、病院においてすでに後継者が決まっている場合、その後継者は親族（子、配偶者、その他親族）が約65％、非親族が35％というデータがあります。(※)

しかし、後継者が決まっている病院でも、親族内承継は3分の2以下であり、後継者が決まっていない病院を含めれば、その割合はさらに減ることは間違いありません。

病院においても、いずれは一般企業と同様に、親族外承継の割合が過半となり、子は後を継がないことが常識になるのかもしれません。ただその場合、原則医療法人理事長は医師または歯科医師でなければならないため、承継者選びに多大な困難をもたらすことは容易に想像できます。

後継者不在の増加が理事長の一番の悩みのタネとなっていくことは間違いありません。

（※「日医総研ワーキングペーパー　医業承継の現状と課題」日本医師会総合政策研究機構）

理事長の高齢化や意欲減退が招く、廃院への負のスパイラル

１９９２年には、約57歳だった病院理事長の平均年齢は、２０１８年には約64歳となっています。

これは、社会全体の高齢化の進展と歩調をあわせているという面もありますし、また心身ともに元気な高齢者が増えているという理由もあるでしょう。その一方で、後継者が不在のため、現理事長が辞めるに辞められずに続けているという面もあるのではないかと考えられます。

医療業界は日進月歩しており、医療知識や医療技術は常に刷新されています。また、医療機器も最新のものが登場します。しかし高齢化している理事長が、医師として最新知識や技術を身につけ続けていくことは、相当の困難が伴うでしょう。本来であれば、そういった部分は若い医師に担ってもらいたいところです。しかし慢性期病床など比較的変化の少ない病院では、最新技術を臨床できる機会がなく、若くて技術向上へのやる気のある医師は、集まりにくくなっています。

先に述べたように、理事長の子も病院を承継しないとなれば、病院全体で高齢化が進んで

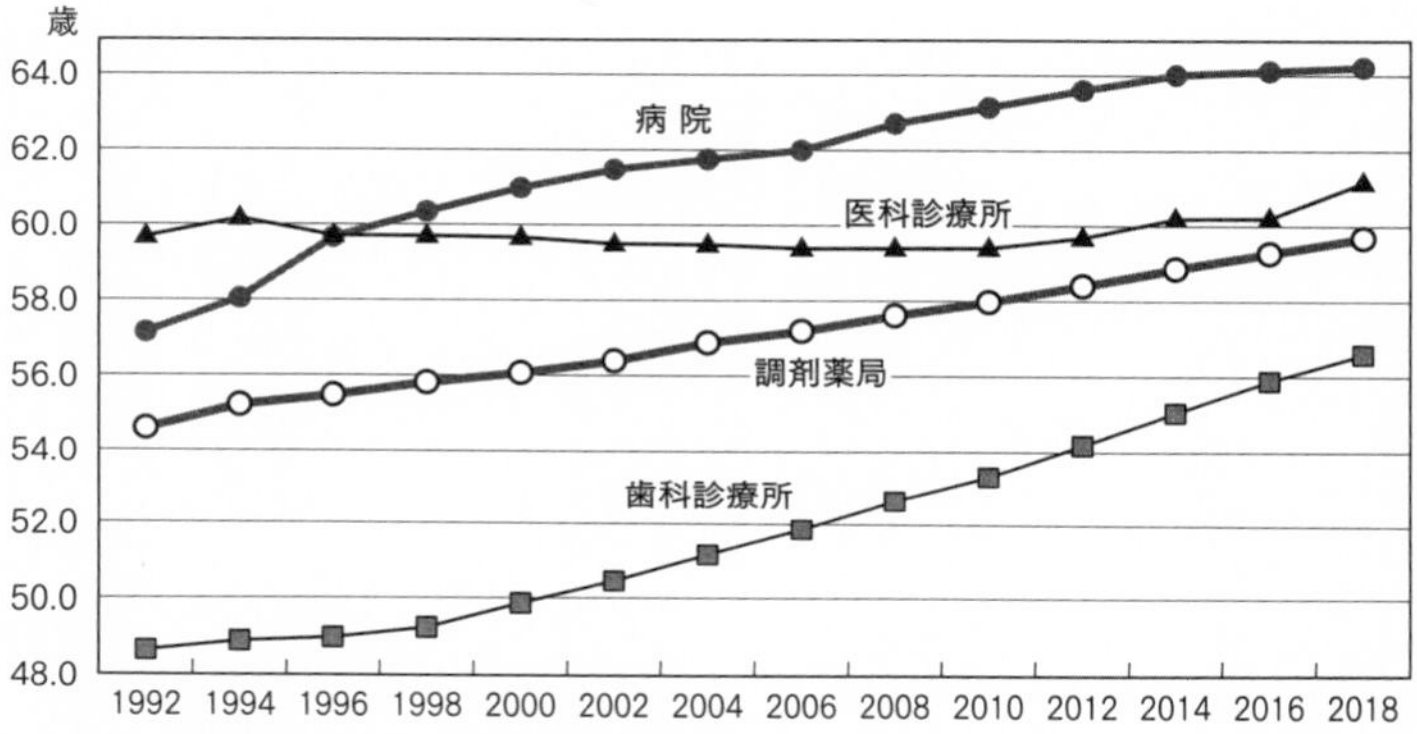

出典：厚生労働省　医師・歯科医師・薬剤師調査より作成

図２　医療機関の開設者の年齢推移

※開設者が法人の場合は代表者の年齢

いきます。理事長が「自分の代での廃院を考えなければならないかもしれない」と思うのなら、設備機器への投資も当然抑えるでしょう。

結局、医師の知識や技術あるいは設備機器が刷新されず、病院全体として古いままとなれば、それは中長期的に集患にも影響をおよぼします。すると収益が低下し、それにより投資や人材採用がますます難しくなり、それがさらに理事長の意欲を減退させるという負のスパイラルに落ち込みかねません。そうなったら、あとは廃院までまっしぐらではないでしょうか。

こういった事態が生じる主要因は、今までに見てきたような日本社会の医療を巡る構造的な問題です。そのために、理事長の能力や資質といったこととは別に、多くの病院でこのような負のスパイラルに陥る可能性はあるのです。

そうなる前に、あるいはそうなりかけていると感じられたときに、負のスパイラルを避け病院経営の課題を前向きに解決するための選択肢として、M&Aという方法があることをぜひ知っておいてください。

第2章

大切な病院を存続させる病院経営の出口戦略「M&A」のメリット

前章で見たような、病院経営者を悩ますさまざまな困難を解決するための一つの方法が、病院、医療法人のM&Aです。本章では、そのメリット・デメリット、基本的なスキームなどを解説していきます。

どんなときに病院M&Aが検討されるのか？

病院M&Aは、それ自体が目的ではありません。現状の経営課題を解決して、地域に医療を残していくための一つの手段に過ぎません。では、どんなときに病院M&Aという手段が検討されるのでしょうか？

後継者不在

今、病院M&Aが検討される理由で最も多いのが、後継者不在でしょう。

一昔前であれば、病院理事長の子が医師の場合、いずれは現理事長の経営資源を引き継いで新理事長になるのが一般的でした。また、もし理事長の子が医師でなければ、子の配偶者

（娘婿など）として医師を迎えて、その配偶者が理事長になることもありました。

明らかに、病院は大きな資産であり、その理事長に就けることは一種の「特権」だったのです。子がそれを拒否することはレアケースであり、親もそれを当然と思っていました。

ところが時代は大きく変わりました。これについては第1章で見たとおりです。「医師となった子が病院の後を継がないなど、考えもしなかった。それなのに……」といって私たちのところに相談に訪れる理事長は、あとを絶たないのが現実です。

経営不振

経営不振の病院は、単に目先の収入を増やしたり費用を減らしたりして利益を出すことだけではなく、診療報酬の改定、地域医療構想の進展による病院の機能分化と連携などを踏まえた、長期的な経営ビジョンの策定や改革が求められます。しかし、以前と同じようなやり方では利益が出なくなったがどうすればいいか分からないと困惑する理事長も増えています。業績が悪化し、利益がほとんど出ない、あるいは赤字となっているがその建て直しの目処が立たないという場合、M＆Aが検討されることは自然でしょう。

経営者の事業意欲の減退

事業意欲の減退は、後継者不足や経営不振などを原因としてそこから派生する場合もありますが、家族の死などをきっかけにした精神的な不調など、個人的な事情で陥ってしまう場合も多々あります。理由はともあれ、経営トップの意欲が減退したままで経営を続けることは難しく、地域医療を残すためには、外部からの経営者の招聘や、M&Aが検討されるべきでしょう。

事業の選択と集中

医療法人が複数の病院、事業を運営していることは珍しくありません。しかし、どの事業でも高い利益を出し続けるというのは、難しいものです。限られた経営資源を効率的に活用するため、また、不振事業分野を再生するためにも、M&Aで一部の事業を切り出して、強みが活かせる分野に経営資源を集中することは、一般的には正しい経営方針だと思われます。事業の切り出しのためには、事業譲渡というM&A手法も検討されます。

本書の第4章では、これらの代表的なM＆A検討理由に加えて、譲受側の類型としての「ファンドが譲受側となる場合」、譲渡側の類型としての「持分なし医療法人」を加えた6分類で、事例を解説しています。

どんな病院が「譲受ニーズのある病院」か？

M＆Aが検討される理由はさまざまですが、検討したからといって、必ず相手が見つかってM＆Aが成立するとは限りません。では、譲受側から見て、どんな病院が譲り受けたい病院なのでしょうか。

まず挙がるのが「業績はいいのに後継者が不在」という病院です。業績が良ければ譲受側は早期に投資利益を回収できます。では、赤字に陥っているなど業績が悪い病院は譲れないのかといえば、一概にはそうともいえません。現状で赤字であっても、業績が悪化する理由（病院の弱み）がはっきりしていて、かつその弱みが改善可能であれば提携を望む候補先はいるでしょう。その際に、弱みはあってもその一方で明らかな特徴（強み）があれば、なおベターです。

たとえば、医師や看護師などの人材不足で病床の稼働率が上げられないということが弱みであるとはっきりしているのなら、人材の供給が得意な譲受側が所有することで、業績の回復が期待できます。

一方、強みというのは、たとえば近隣にその病床機能や診療科をもつ病院がないといったことです。そういった強みをもちながら、人材不足のために業績が落ちているということであれば、譲受の希望者は見つけやすくなるでしょう。

M&Aの譲受側種類と、その目的

病院M&Aで譲受側になるのは、どんな先なのでしょうか。

医療法人（医師）

まず全国規模で展開している医療法人グループが、病院数（病床数）を増やしてグループを拡大するために譲り受けるケースがあります。大規模医療法人グループはM&Aに慣れているため、話がスムーズに進みやすいという特徴があります。

そこまで大きなグループではない、小規模の医療法人が規模拡大や機能補完のために他院と提携するケースもあります。

一般的に規模が大きいほど効率的な運営が可能なので、慢性期病床２００床の病院が、近隣の同じ慢性期病床１００床の病院を譲り受けて３００床となることで業務の効率化を図るのが、規模拡大目的のＭ＆Ａです。

また、急性期病床２００床の病院が患者を受け入れきれなくなっているような場合、回復期や慢性期の病床機能をもつ病院と一体になることで、スムーズな患者の流れを築き患者受入数を増やすことを図るのが機能補完です。

この場合、効率化や機能連携がうまくいけば、利用する地域住民にとってもメリットとなります。

さらに、個人で診療所を経営している医師が事業拡大のために病院を譲受けるケースもあります。ただし、病院Ｍ＆Ａは金額が大きくなるためレアなケースです。

医業・介護関連企業

次に、医療関連企業や周辺の業務を営む一般事業会社が譲受側となるケースがあります。たとえば、医療商材の卸会社や販売会社、調剤薬局やドラッグストア、また、介護事業者などです。この場合は、医療における社会貢献はもちろんのこと、事業におけるバリューチェーンや商流の拡大、シナジーによる事業価値の向上などが目的になります。一般の事業会社が病院の運営を開始したい場合、M&Aでの譲受を目指します。

そのほかの企業

医業とまったく関係のない一般事業会社が譲受側となる場合もあります。たとえば、高齢者を対象とした事業を展開して広い顧客基盤をもっている会社が、その顧客基盤を活用して医療ビジネスも行おうと考えるケースなどです。

投資ファンド

投資ファンドとは、まとまった資金を集め、事業に投資して利益を得ることが目的の組織です。通常は、病院を長く運営することが目的ではなく、一定期間（多くは3～5年程度）の間に事業再生などによって価値を高めて新たなオーナーへ譲渡して利益を得ることが目的となります。

病院への投資実績が豊富で資金力もあるファンドの場合は、経営改善ノウハウを持ち、医師などを集めるネットワークもあるため、経営不振、人材不足や後継者不在への対応も可能です。

利益獲得の手段として病院を転売するように聞こえますが、単に右から左へ動かして利ざやを抜くのではなく、経営を改善して収益力や医療サービスの品質を向上させ、病院の価値を高めてから、それを必要とする医療法人などに譲渡するイメージです。

ただし、投資ファンドにはさまざまな会社があります。医療機関が譲受側となる場合のように、明確なシナジーが見込めないことに換えて、これまでの病院の歴史や文化を残し、さらに発展させる効果を得られる場合など利点もあります。ただし、原則論としては、ファンドに投資している投資家への還元も当然追及されますので、なぜそのファンドが病院を譲受けようとしているのか、その意図を事前にしっかり確認して、病院にどのような効果をもたらすかイメージしておくことは、ファンドの場合には特に大切です。

M&Aのメリット、デメリット

M&Aは経営課題を解決するための一つの手段であり、メリットもあればデメリットもあります。これまでに挙げたような背景がある場合には、多くのケースで病院M&Aが有効な解決策になりますが、そうではないこともあります。ここでは、譲渡側、譲受側双方にとっての、M&Aのメリットと注意点を確認しておきます。

医療の継続

病院経営にとって、最も大きな課題であり、またM&Aを行う意味があるのは医療が継続できる点でしょう。病院が継続できなければ、既存の患者さんや地域住民に対して大きな不安と損失を与えますが、M&Aが成功すればその心配がなくなります。また、経営主体が替わって収益性が向上した場合には、最新の医療機器が導入されたり医療サービスの質が向上したりする可能性があり、その面でも患者さんにメリットをもたらすことが考えられます。

一方、譲受側から見ると、すでに患者さんがついている病院を譲受ければ一から集患をする必要がなく、集患コストが少なくて済み、迅速な収益化が可能となるメリットがあります。ただし、譲受側の病院経営能力が低い場合は、医療サービスの質が低下してしまう可能性もあるので、M＆Aの際にはその見極めが必要です。

医療法人格の承継

譲渡側にとっては、医療法人の解散という面倒な手続を避けることができます。また、長年続いてきた医療法人の名前が消えず残っていくことに精神的な価値を見いだされる場合もあります。

譲受側にとっては、現在は新設できない出資持分ありの医療法人格を所得できるという点にメリットを感じるケースもあります。また、仮に医療法人が赤字の場合は、繰越欠損金を既存事業の利益と相殺できることもあります。

病院スタッフの雇用維持

通常、病院M＆Aにおいては医師や看護師、コメディカルなどのスタッフはそのまま雇用が続けられます。そもそも、スタッフの雇用契約は医療法人との間で交わされるものであるため、医療法人の運営者が代わっても影響はないためです。

一方、譲受側から見ると、新規に採用活動をするコストが不要というメリットとなります。また、人材という観点からは、仮に前理事長を一定期間継続雇用することをM&Aの条件とすれば、当面新たに理事長を探してくる時間を稼ぐことが可能です。

ただし、スタッフの承継は既存の病院の文化や不文律のようなものも引き継ぐことを意味するため、M&Aを機に経営を刷新して新しい病院に生まれ変わらせようとする場合に、それがマイナスに作用する可能性もあります。

建物や設備の承継

廃業を検討する場合、病院建物の取り壊し、設備の廃棄などに多額の費用が必要になりますが、譲渡することでこれが不要になります。

譲受側から見ると、既存の建物や設備が活用できることは、初期コストの削減につながります。

不動産、エリア

病院の建物が建つ土地が理事長個人の所有で、それを医療法人に貸し付けているというケースがよくあります。その場合、土地は理事長が個人所有したままにして、M＆Aの対象医療法人に貸し付けて地代を得る方法を取れば、理事長のリタイア後の安定収入源となります。

譲受側からすると、新規に病院用地を探さなくていいことが大きなメリットです。

また、土地とは違いますが、エリアという観点から見ると、すでに病床が満たされているエリアで新規に病床を増やす許認可はなかなか下りません。その場合でも、M＆Aを通じての取得なら病床を増やせることが、譲受側にとってのメリットでしょう。

医療法人の種類

M＆Aのスキームは医療法人の組織形態などで異なる場合もあるので、最初に確認しておきます。

まず、病院の経営主体は、医療法人、個人のほか、国、公的医療機関（地方自治体、日本赤十字社、済生会、厚生連、国民健康保険団体連合会など）、そのほか（公益法人、私立学校法人、社会福祉法人、医療生協、企業など）があり、多岐にわたっています。

これらのうち、割合が最も多い経営主体が医療法人で、約70％を占めていますが、病床数で見ると約55％なので、医療法人が運営する病院は比較的小規模なものが多いことが分かります。

医療法人には、医療法上、さまざまな組織類型が規定されています。

まず、大きく「財団医療法人」と「社団医療法人」とに分かれます。「財団」とは、提供された財産が基盤となり、その運用を目的とする組織です。一方「社団」とは、一定の目的をもとに集合した人の団体で、人が基盤になります。社団医療法人は医療を目的とした人が集まる組織です。実際には医療法人の99％以上が社団医療法人なので、本書でも以後は社団医療法人のみを対象として説明します。

社団医療法人は、「出資持分の定めのある医療法人」（以下「持分あり医療法人」と略記）と「出資持分の定めのない医療法人」（以下「持分なし医療法人」と略記）とに分かれます。

出資持分とは、定款の定めるところにより、出資額に応じて払戻しまたは残余財産の分配を受ける権利のことです（あとで詳しく説明します）。それが医療法人の定款に定められているのが、持分あり医療法人です。

持分あり医療法人は、さらに「一般の持分あり医療法人」と、「出資額限度法人」とに分かれます。ほとんどは一般の持分あり医療法人なので、以後、本書では「持分あり医療法人＝一般の持分あり医療法人」として扱います。

一方、持分なし医療法人は、「一般の持分なし医療法人」「社会医療法人」「特定医療法人（税法上の分類）」に分かれます。さらに、「一般の持分なし医療法人」は「基金拠出型医療法人」と、基金のない「一般の社団医療法人」とに分かれます。持分なし医療法人の多くは、「基金拠出型医療法人」なので、以後本書では「持分なし医療法人＝基金拠出型医療法人」として説明します。

文章で書くとややこしいですが、まとめると次のページの図のようになります。

現在、持分あり医療法人は新設できず、経過措置型医療法人のみ

以前は、医療法人のほとんどが持分あり医療法人でした。

しかし、持分あり医療法人には、事業承継などに関してさまざまな問題が指摘されたため、２００７年４月以降は、持分あり医療法人は新設できないとされ、新設医療法人は、持分な

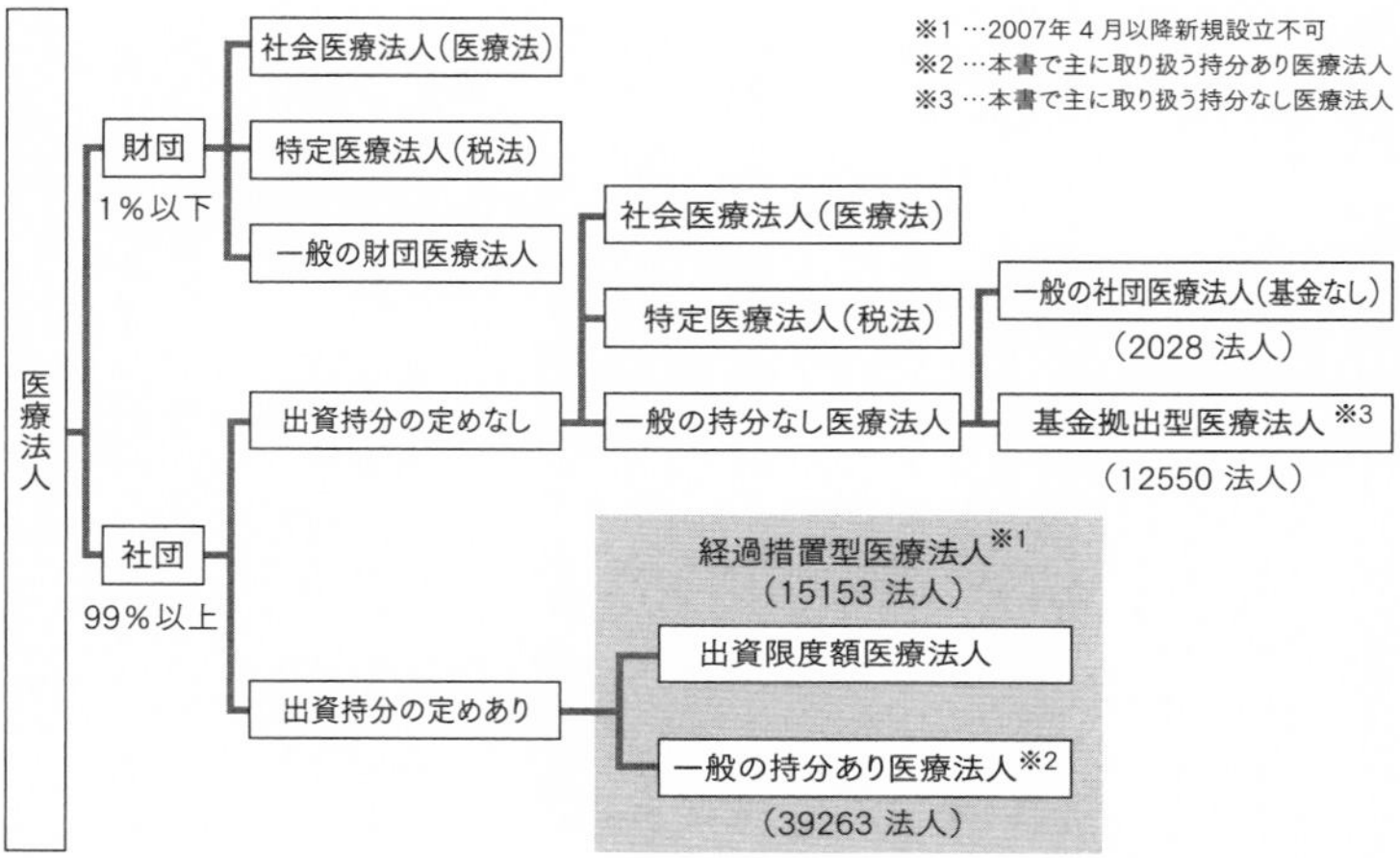

名南M&A株式会社作成

図３　医療法人の種類は、これだけある

し医療法人に一本化されました。

では、それ以前に存在していた持分あり医療法人はどうなったかというと、持分なし医療法人に移行できることとされました。

しかし、２００７年以前に設立された持分あり医療法人をすべて、いきなり持分なし医療法人に変更させることは非現実的であるため、持分あり医療法人は、経過措置として当面そのまま存続してもよいこととされました。そのため、現存する持分あり医療法人は、「経過措置型医療法人」と呼ばれています。あくまで経過措置としての暫定的な類型ということです。

しかし、持分あり医療法人から持分

なし医療法人への移行はあまり進んでおらず、現在でも社団医療法人のうち70％以上が持分あり医療法人だとされています。

病院の種類と本書で扱う対象

以上は医療法人の分類ですが、一方、医療施設にも「病院」と「有床診療所」「無床診療所」との区分があります。病院とは20人以上の患者を入院させるための設備、つまり20床以上のベッドをもつ施設です。19床以下の入院設備がある施設は「有床診療所」、入院設備がない施設は「無床診療所」と呼ばれます。診療所はクリニックと呼ばれることもあります。

なお、施設の「病院」「診療所」区分と、経営主体の区分は、関係ありません。たとえば、個人経営の病院もあれば、医療法人が経営する診療所もあります。

そして、医療法人経営か個人経営か、病院か診療所かによって、M＆Aのスキームは変わってきます。本書では主に「社団医療法人が経営する病院のM＆A」を対象として扱います。

医療法人の機関、役員

法人は、自然人（人間）と同様に、法律上の権利義務をもつ主体となれる存在ですが、法人自体が行動したりなにかを決めたりすることはできません。それは、法人に属する自然人が行います。

そして、法人としての意思決定や行為を行う人や会議体を法人の「機関」と呼びます。社団医療法人については、「社員総会」「理事会」が機関として定められています。

社員と株主の違い

「社員総会」は、医療法人の最高意思決定機関です。株式会社の「株主総会」をイメージしてもらうといいでしょう。役員の選任・解任、定款の変更、法人の解散など、医療法人の運営上の重要事項は、すべて社員総会で決定されます。

社員総会での議決権は「社員1人につき1票」です。株式会社のように保有株式数＝出資額に応じた議決権数となっていない点に、注意してください。

また、「社員」ですが、これは「従業員」のことではありません。社員とは、「社員総会」で議決権をもつ者を指します。社団医療法人では、原則3人以上の社員が必要で、社員総会の承認で社員になれます。なお、社員になれるのは原則自然人だけで、法人は社員になれません。

社員は、株式会社における株主に近い立場ですが、株主との大きな違いは、社員総会での意思決定権と出資金（または拠出金）に対する財産権とが分離されているという点です。極端にいえば、出資がゼロでも社員になることができます。逆に社員ではない者が出資をすることもできます（実際には社員が出資しているケースがほとんどです）。

そのため、先に述べたように社員総会における議決権数は、株式会社における株主総会のように出資分に比例した議決権数とはならず、社員1人につき1票となっているのです。いわば、意思決定権が出資ではなく「人」に帰属しているのです。これが株式会社と医療法人との大きな違いであり、M&Aにも関連してくるところなのでよく理解しておいてください。

理事、理事会、理事長、監事

「理事」は社員総会で選任される役員で、株式会社でいうと取締役に相当します。原則3人

表１　「医療法人」と「株式会社」の比較

	医療法人	株式会社
最高議決機関	社員総会	株主総会
議決権	社員１人に１議決権 （出資額は無関係）	株式数に応じて
業務執行合議体	理事会	取締役会
役　員	理事３人以上	取締役１人以上
役員任期	２年（再任可）	２年（再任可）
理事長/代表取締役要件	原則「医師」 又は「歯科医師」	特になし
役員登記	理事長のみ	必　要
監事/監査役	監事１人以上	任　意
配　当	禁　止	任　意

名南M&A株式会社作成

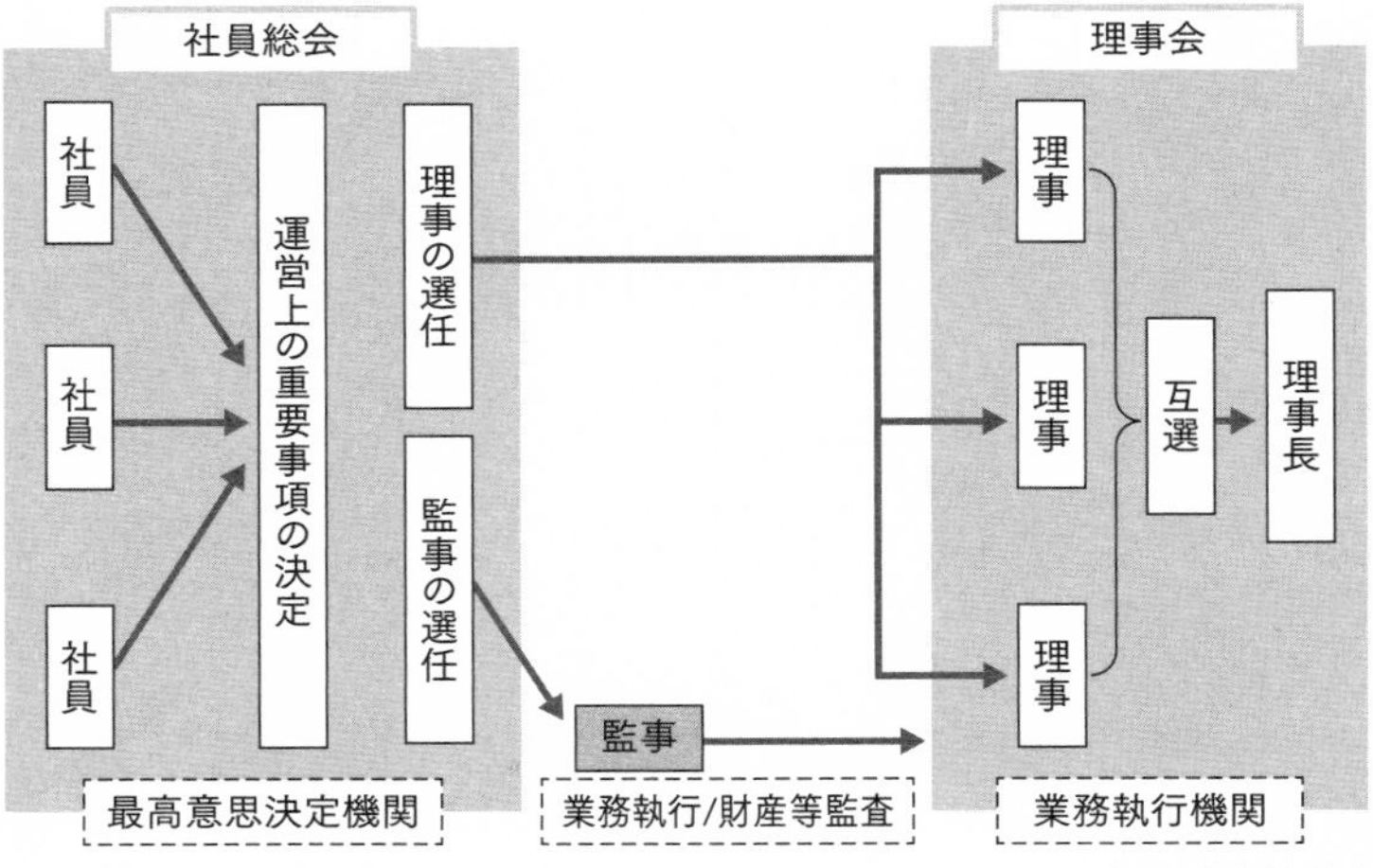

図４　「社員総会」と「理事会」の関係（社団医療法人の場合）

以上（例外あり）が必要、任期は2年です。理事と社員は兼任することが可能で、オーナー系の医療法人では兼任していることもよくあります。

理事は、業務執行機関である「理事会」を構成します。また、理事会によって、１人の「理事長」が選出されます。理事長は株式会社でいう代表取締役に相当します。医療法人の代表であり、業務上の最高責任者となります。

なお、「監事」は、理事の業務執行や財産管理などの監査を行う役員で株式会社の監査役に相当します。１人以上が必要です。

出資持分と拠出金

先に書いたように、出資持分とは、定款の定めるところにより、出資額に応じて払戻しまたは残余財産の分配を受ける権利のことであり、医療法人に対して主張できる財産権です。

これは言い換えると、出資持分によって主張できる財産権は「払戻し」または「残余財産の分配」しかない、ということです。つまり、株式会社の株式のように配当金を受け取る権利は、出資持分にはありません。

では、医療法人からの「払戻し」が受けられる（出資持分の払戻請求権を行使できる）のはどのようなときかといえば、一般的には、定款に「社員資格を喪失した者は、その出資額に応じて払戻しを請求することができる」（社団医療法人モデル定款）と定められています。つまり、原則的には、社員である出資者が退社、死亡などにより社員を辞めたときに払戻しが請求でき、それ以外では請求できません。

また、「残余財産の分配」は医療法人が解散するときに、残った財産を出資額に応じて分配される権利です。

ここで、先の「社員ではない者が出資をすることができる」という話を思い出すと、社員ではない出資者は、払戻しを請求できないのか？　と思われるかもしれませんが、実はそのとおりです。社員ではない出資者は医療法人が解散されるときの「残余財産分配請求権」しか規定されていないのが一般的です。そのため、通常は出資者＝社員となっています。

出資持分の評価額

以上の説明からご理解いただけると思いますが、出資持分による財産権を行使して、実際に現金を受け取れる場面は、極めて限定されます。現実的には、社員を辞めたとき、または死亡時の払戻しだけということです。

しかし、実際に現金化できるか否かは別として、出資持分は財産権として存在しているので、それを贈与や相続、譲渡することができます。そして、贈与や相続、譲渡する際には、それがいくらなのかという評価額が計算されます。

親族間での贈与や相続などの場合、税務上の出資持分の評価方法は、いわゆる「取引相場のない株式（非上場株式）」の評価方法に準じています。取引相場のない株式の評価方法にはいくつかの計算方式があり、株主構成や法人規模によって計算方式が異なるなど、非常に複雑なのでここでは割愛します。

ごく簡単にイメージとして述べるなら、医療法人の純資産が増えれば増えるほど、その評価額も増えることになります。

たとえば、病院の設立時、A、B２人の出資者がいて、それぞれ出資金額は５０００万円ずつ、計１億円の出資金額だったとします。その後、20年間病院を経営して、病院の純資産が20億円に増えていたとします。その時点でAが退社して出資持分の払戻しを請求するとしたら、純資産を出資金額割合（この場合50％）に応じて按分した10億円を請求できることになります。贈与や相続の評価額もそれが基準になります（これはあくまでイメージで、税務上の評価額の計算は複雑です）。

一方、第三者間での譲渡取引（M&A）の場合は、価額は原則的に自由に決めることができますが、やはり払戻請求権によって請求できる金額が、目安になるでしょう。

出資持分の価値は、医療法人の純資産の増加額に比例して増えていくことになります。一般的には、長い間順調に医療法人の経営を続けるほど、その純資産は増えていくため、長く経営している医療法人の出資者ほど持分の評価額は高くなっていることが普通です。

拠出金の評価額

一方、出資持分のない基金拠出型医療法人には、出資金という概念がありません。それに似たものとして設立時に「基金」が拠出されて、基金を元手に医療法人を運営する方法があります。

基金の拠出者は、退社時や医療法人の解散時などには、剰余金の範囲内で拠出した金額までの額の返還を請求することができます。

先と同様に、A、B2人が5000万円ずつを基金として拠出して医療法人を設立し、20年後に純資産が20億円に増えたとします。その時点でAが退社するとき、返還を請求できるのは5000万円ということです。最大でも拠出した分だけが返ってくるということになっ

表２　出資と基金の取扱い

項　目	出　資	基　金
法人類型	経過措置医療法人 （持分あり医療法人）	基金拠出型医療法人 （持分なし医療法人）
会計上の取扱い	資　本	資　本
税務上の取扱い	資　本	債　務
払戻し・分配・返還の額	剰余金等を含めた時価等	基金額面
払戻し・分配・返還の要件	社員資格喪失 （退社、死亡、解散）	• 返還額が剰余金以下 • 定時社員総会の決議 ※別に返還要件を定めている都道府県もあり

① 出資（持分あり医療法人）

医療法人が出資持分払戻請求を受けた場合や解散する場合には、出資額に応じて時価で払戻し・分配を行う必要があります。なお、払戻し（分配）額が、出資した当時の額を超過する場合は、「事実上の配当」と認識され、出資者にみなし配当課税がなされます。

② 基金（持分なし医療法人）

基金は、定時社員総会の決議を得て拠出者へ返還することができます。ただし、その返還額は基金の額を上限として剰余金の範囲内で返還することになります。なお、基金の返還に係る債権には、利息を付すことができないほか、基金は劣後債務となります。

ており、親族間での贈与や相続時の税務上の評価額も、最大でも拠出額までとなります。拠出した基金を第三者に譲渡する場合も、返還請求権の最大金額である５０００万円までで譲渡されるでしょう。

ところで、持分なし医療法人では、拠出者への財産の払戻しがないので、医療法人の利益は、医療法人の純資産として貯まっていく一方です。貯まっていった資産が、最終的にはどうなるかというと、医療法人が解散などする場合には、国庫に納められることになります。

持分なし医療法人は「損」か？

以上の話で、「医療法人がもつ財産に対して財産権を主張できるなら、持分あり医療法人のほうが〝得〟みたいだな」「持分なし医療法人では、資産を貯めても最終的に国に取られるのなら〝損〟だ」と考えるかもしれません。ところが一概にそうともいえません。その理由として、まず、払戻請求権は、実際に行使して現金化することが難しいという点があります。

理事長が出資持分の払戻しを受けるためには、社員を辞める、つまり現実的には病院を辞めるしかありません。しかし、辞めるのであれば、持分なし医療法人であっても、退職金を好きなだけもらえばいいだけです。税務上の問題はいったん脇においておくとすれば、退職金でもらおうが、持分払戻しでもらおうが、医療法人から理事長に流れる金額は同じということです。

「出資持分があれば、退職金にプラスして持分の払戻しも受けられるから、得だろう」と思うかもしれませんが、それは非現実的です。そもそも、計算上の出資持分評価と、それを実際に払戻せるかどうかは、別問題です。仮に先の持分あり医療法人の計算例で、Ａが一人で１００％（1億円）の出資をしていたとします。その場合に、Ａの退職時に医療法人の純資産のすべてである20億円を払戻せるかといえば、そんなことをしたら医療法人はすぐにつぶれてしまうので、できないに決まっています。つまり評価額はあくまで計算上のものであり、実際に動かせるキャッシュとは別だということです。

もし、医療法人が実際に支払える金額が5億円だとすれば、そのすべてを出資持分の払戻しとして受け取ったとしても、退職金として受け取ったとしても同じだ、ということです。

さらに、課税面もあわせて考えると、出資持分の払戻し金額のうち、出資額以上の部分は配当所得で総合課税とされるため、高額所得者の場合はかなり税率が高くなります。一方、退職所得への課税は、税務上非常に優遇されているため、一般的には退職金で受け取るほうが有利な場合が多くなります（ただし状況によります）。

いずれにしても、財産権としての出資持分が保証されているほうが〝得〟で、持分なし医療法人は〝損〟だというのは、ほとんどの場合誤解なのです。

持分あり医療法人の問題

持分あり医療法人は、２００７年4月以降設立できなくなり、持分なし医療法人に一本化されました。その背景には、持分あり医療法人には、医療法人経営を不安定化させる要素が多いという問題がありました。

その一つが、すでに述べた出資持分の払戻しの問題と、相続税の問題です。

たとえば、先のAが１００％出資している例で、Aが事故で死亡して相続が発生したとします。出資持分は相続財産になります。Aの相続人は、20億円の財産を相続することになり、多額の相続税の支払いが発生します。ところが、出資持分自体は現金ではないので、それで相続税は支払えません。そこで、Aの相続人は医療法人に対して、20億円の払戻しを請求するでしょう。

医療法人はたいへん困ることになります。20億円全部とはいわなくても、一度に想定外の多額のキャッシュアウトが生じれば、医療法人の財務体質は大幅に悪化し、経営の根幹に関わります。

これは極端な例で、実際にはそういう事態を緩和する対策方法もあるわけですが、原則的には評価額の高い出資持分があることは、医療法人から見ると、いつ爆発するか分からない時限爆弾を抱えているようなものなのです。

一方、持分なし医療法人では、これらの問題は発生しません。

だからこそ、国としても医療法人の長期的な経営安定化のために、新設可能な医療法人を持分なし医療法人に一本化したという面があるのです。

持分の定めのない医療法人への移行認定制度

国は、経過措置型医療法人についても、持分なし医療法人への移行を促していますが、先に書いたように、現状でもまだ70％以上が経過措置型医療法人のままであり、移行が進んでいるとはいえません。

その大きな理由として、持分なし医療法人に移行するために出資者が持分を放棄した場合、ほかの出資者や医療法人に放棄分の財産贈与があったと見なされて、贈与税が課されるという問題がありました。これに対応するため、一定の条件をクリアした医療機関を「認定医療機関」として、贈与税の非課税措置、相続税の納税猶予措置などを講じるのが、「持分なし医療法人への移行計画の認定制度」です。

当初、２０１４年10月から３年間の認定期間が設けられましたが、認定条件が厳しかったことなどから利用が進まず、要件を緩和した新制度が２０１７年10月から２０２０年９月まで実施されています（２０２３年９月まで延長予定）。

いずれにしても、経過措置型医療法人が将来的に移行を考えるのであれば、優遇税制があるこの期間に認定を取って移行するというのは、一つの考え方です。ただし、M＆Aという観点からすると、認定後、６年間の認定要件報告期間は、さまざまな縛りがあるため、譲受側からするとその部分がややマイナスに見られやすいという問題があります。この点は第４章の事例ＣＡＳＥ12で解説しています。

持分あり医療法人の基本M＆Aスキームは「出資持分譲渡＋経営陣交代」

医療機関のM＆Aは、医療法人であるか否か、また医療法人の場合、出資持分がありかなしかによって、スキーム（M＆A実行の枠組み）が異なります。

まず、現状で最も多い、持分あり医療法人の基本M&Aスキームを解説します。

なお、持分あり医療法人のM&Aが多いのは、その医療法人の数自体が多いことと、古くからある医療法人はほぼすべてこの類型であるためです。２００７年4月の制度改定以降に設立された持分なし医療法人は比較的新しいため、譲渡側として登場してくるケースはまださほど多くありません。今後、時間の経過につれて増えていくものと思われます。

医療法人の譲渡対価は「出資持分譲渡対価＋退職金」の形で受け取るのが一般的

出資者＝理事長の場合、持分あり医療法人のM&Aは、出資者（理事長）が、財産権としての出資持分を譲受側に譲渡し、譲渡対価として金銭を受け取ります。なお通常、理事長は退任することになるので、あわせて医療法人から退職金を受け取ります。

この「出資持分譲渡対価＋退職金」がM&Aの譲渡価額であり、理事長が受け取る対価ということになります。M&Aの交渉過程で医療法人の譲渡価額を決定する際には、医療法人の価値を算定し、そこに譲渡側、譲受側の個別事情を反映して金額を決定します（詳しくは第3章で説明します）。そして、算出された譲渡価額のうち、いくらを出資持分譲渡対価として受け取り、いくらを退職金として受け取るのかを決めます。

出資持分の譲渡対価と退職金が、それぞれ別々の観点から決められて合算されるわけではないという点に注意してください。譲渡価額総額がまず試算され、それを出資持分譲渡対価と退職金といういわば〝2つの窓口〟に割り振って2カ所から受け取るイメージです。

その配分の割合は、医療法人の財務内容や理事長の在職年数、そのほかタックスプランニングの観点などから綿密に検討して決定されます。譲渡側・譲受側双方合意する割合に設定されるでしょう。

医療法人の出資者が複数いる場合は、個別の出資者ごとにこの取引を行う場合もありますが、事前に理事長がほかの出資者から出資持分を買い取っておいて100%の出資持分を保有して、まとめて取引するほうが一般的です。

なお、一般的に、のちのトラブルを防ぐために出資持分は100%譲渡が原則です。90%だけ譲渡して10%は旧出資者がもっておくといったことは、通常ありません。

社員、役員の交代

株式会社の株式と異なり、医療法人の出資持分は経営権とは切り離されています。出資者であることによって経営上の意思決定に関与する（社員総会で議決する）ことはできません。

そこで、譲受側が経営権を掌握するために、社員と役員を全員入れ替えます。

こうして出資持分の所有権を移転し、社員、役員の交代が完了すれば、経営権の移転は完了です。

事業譲渡は一つハードルが上がる

医療法人が複数の事業を運営していることはよくあります。複数の病院、診療所を運営していたり、老健（介護老人保健施設）などの高齢者施設を運営していたり、保育所などの児童施設を附帯業務として運営している医療法人もあります。

そういった医療法人が一部の病院、一部の事業だけをM&Aしたい場合は、「事業譲渡」というスキームが用いられます。

ただし、病床は当然として、それ以外の施設や事業も行政による総量規制の対象となっている場合があり、新規開設には許認可が必要なものです。そのため、勝手に譲渡して開設者を変えることはできません。

また、注意すべき点がいくつもあります。まず、事業譲渡においては、譲渡した事業における医療法人の契約や権利義務関係が、自動的に承継されないことに注意が必要です。たとえば、従業員との雇用関係は引き継がれませんから、一度退職して、譲受側が再雇用するというプロセスが必要になります。医療機器のリースなどの取引契約、金融機関からの借入など、その事業に関連するすべての契約の再締結が必要になります。

さらに、運営主体が変わることによって、譲渡前に受けていた施設建物の認定を取り消されたり、補助金の返還を求められたりする可能性があることにも注意しなければなりません。

このように、事業譲渡は非常に注意が必要な手続であり、M&Aに必要な時間も「出資持分譲渡＋経営陣交代」のスキームに比べて長くなることが普通です。

組織再編（合併、分割）

「合併」は2つの医療法人が1つになることで、一方の医療法人がもう一方の医療法人を取り込む吸収合併と、2つの医療法人が解散して、新しい医療法人を作って1つになる新設合併とがあります。実際には吸収合併のケースがほとんどでしょう。

医療法人の合併は事業譲渡と同様に行政の許可が必要です。やはり事業譲渡と同様に、時間はかかります。

なお、事業譲渡と異なり、契約関係は包括承継として引き継がれるため、個別に契約をまき直す必要はありません。

一方、分割は１つの医療法人を２つに分けることです。事業譲渡と似ていますが、法人の権利義務関係が包括承継となるため、たとえば従業員の雇用契約がそのまま引き継げるという違いがあります。合併と同様、分割にも吸収分割と新設分割の２種類があります。

ただし、分割ができるのは持分なし医療法人に限られています。また、分割は２０１６年から可能になった比較的新しい制度のため、まだ実施事例は多くありません。

第３章

安心できる相手に譲渡する
病院のＭ＆Ａのプロセスと注意点

本章では、病院M&Aを検討する段階から相手探し、契約、譲渡の実行、そして譲渡後まで、一連の進行プロセスを見ていきます。また、その各段階において知っておきたいM&A成功のポイントや注意点についても解説します。

なお、M&Aの進行プロセスは法的に規定されているものではないため、案件によって多少異なる部分があります。以下に示す流れは、あくまで私たちが行っている実際のプロセスの一例によるものだとご理解ください。

一般的な医療法人M&Aのプロセス

最初に、全体の流れを確認しましょう。ここでは、病院を経営する医療法人が、出資持分譲渡によるM&Aを実行するケースを解説していきます。

表3　M&Aのプロセス

項目	内容	期間の目安
①M&A の検討・相談	・現状の問題点と望ましい将来像の確認 ・M&A の目的とスケジュールの確認 ・事業価値評価（譲渡想定金額の算定）	1カ月
②アドバイザリー契約の締結	・アドバイザリー業務の内容と費用の確認	
③譲受候補先の探索	・医療法人情報の収集 ・企業（医療法人）概要書、ノンネームシートの作成 ・譲受候補先リストの作成、協議	2〜3カ月
④条件交渉	・トップ面談　・譲渡スキームの策定 ・病院等施設見学　・譲渡金額の策定	2〜3カ月
⑤基本合意	・基本合意契約書の作成、取り交わし	
⑥買収監査（デューデリジェンス）	・財務監査、法務監査、労務監査、ビジネス監査 ・最終価額の決定	2〜3カ月
⑦クロージング	・最終契約書の作成、取り交わし ・代金決済 ・人事	
⑧引渡し後	・従業員、関係者などへの説明 ・事業引継	

M&Aの検討・相談

経営している病院や医療法人の将来を考えたとき、「どうやらM&Aをするしかない」と考えている方はもちろんのこと、まだそこまではっきりとは決めていないけれど、「そういう選択肢もあるかもしれない」程度に漠然と感じている方も、まずは、支援実績のある専門のM&A会社に相談をしてください。

相談のタイミングは、早ければ早いほどよいでしょう。なぜなら、M&Aの検討段階から実行までは、思っている以上に時間がかかるためです。早くても1年、長くなれば2~3年かかることもあります。特に理事長がご高齢の場合は、その間に健康問題が生じるといったリスクも考えられます。また、M&Aは譲る側と譲り受ける側のタイミングが一致しなければ成立しません。M&A以外に選択肢がなく、時間的猶予がない状況では、条件交渉において不利になる場合もあります。時間がかけられるからこそ、ベストなプラクティスをつくれるという面もあるので、その意味からも早期のご相談をお勧めします。

現状の問題点と望ましい将来像の確認

相談段階で、最初に確認していただきたいことは、

①理事長が、病院経営の現状もしくはご自身に対して感じている問題点はなにか

②病院と、理事長ご自身の望ましい将来像はどんなものか

という2点です。

①については、たとえば後継者の不在、患者数の減少、収益の低下、あるいは、ご自身の心労といったことがあるかもしれません。

②については、①の裏返しという面もありますが、病院が長く続いていくことや、より規模を維持・拡大していくこと、より収益性の高い病床機能を採り入れていくこと、あるいはご自身がハードワークから脱して、一人の医師として医療だけに携わりたい、または完全にリタイアをしてのんびりと過ごしたい、といったことなどがあるでしょう。

理事長が現状で感じていらっしゃる問題と、理想の将来像を明確にしていただき、アドバイザーが一緒になって、どのようにそれを解決・実現していくのがベストなのかを考えていきます。

そして、M&Aがベストな選択であるとなれば、その実行に向けて進んでいきます。逆に、相談の段階で、「やっぱりM&Aはやめよう」とか、あるいは「検討はするが、今はまだ早いから、次の報酬改定後にもう一度検討しよう」という結論になることも、もちろんあり得るでしょう。病院経営とご自身の方向性を早期に確認するという意味でも、相談の意味はあるでしょう。

いずれにしても、ご相談の段階では、アドバイザーは「M&Aありき」で話をうかがうわけではないということです。

M&Aの目的とスケジュールの確認

M&Aを進めるという方向になったら、最も大切なことは「なんのためにM&Aをするのか」という目的を明確にしておくことです。言い換えれば、M&Aの着地点です。

たとえば「地域のために医療を残したい」なのか、「自分の身体がしんどいので、安心できる落ち着いた生活をしたい」なのか、それとも「これまで築き上げた創業家としての利潤を確定させたい」なのか、さまざまな目的が考えられるでしょう。どんな目的だから良くてどんな目的だから悪い、ということもありません。

また、一つではなくて複数の目的が絡み合っているということもあると思います。

しかし、「一番の目的はなにか」は明確にしておきましょう。

Ｍ＆Ａは、時間もかかりますし、多くの関係者が絡むことなので、思いがけない壁やトラブルに見舞われることもあります。そうなったときに「最大の目的」が明確になっていないと、方針が決められなかったり、ぶれてしまったりします。すると、せっかく途中まで進めたＭ＆Ａがなかなか成就せず、破談することにもなりかねません。

どんなときでも、「そもそもこういう目的でＭ＆Ａを考えたのだ」と参照できる原点を定めておくことで、「だからこうしよう」と一貫した方針を定めて行動することができます。このことは非常に大切なことなので、またあとでも触れていきます。

あわせて、目的の実現までのスケジュール感も確認します。

たとえば、理事長が心身の疲労から引退したいという場合に、あまり何年も時間をかけることはできません。そういう場合には、病院の状況にもよりますが、1年だけＭ＆Ａの可能性を探ってみて、それで見つからなければ残念ながら廃業の方向で手続を進める、といったこともあります。

問題点や将来像、そしてＭ＆Ａの目的などは、「Ｍ＆Ａの原点」として、できればノートなどに書いて、迷ったときにいつでも見返せるようにしておくことをお勧めします。

事業価値評価（譲渡希望額の確認）

現状の問題点と望ましい将来増を確認し、M&Aの目的を定めたら、次は病院の事業価値の概算を算定します。

事業価値とは、病院がいくらで譲渡できそうか「根拠ある金額」のことなので、病院の譲渡対価の算定とほぼ同じ意味です。

ここでぜひ理解しておいていただきたいのは、次の2点です。

①事業価値は、過去取引が重ねられてきたM&Aの実績によって、算定方法や相場の大まかなレンジが決まっているため、その経験則から試算されること

②最終的には、①の相場を踏まえたうえで、譲受側が納得する金額でなければ、M&Aは成立しないこと

つまり、譲渡側の理事長が、「この病院は10億円の価値があるはずだ」と考えて、いくらそう主張したところで、それが妥当性のある金額でなければ、納得する譲受先は見つからないということです。譲受先がいなければ、M＆Aは絶対に成立しません。最終的にM＆A契約が決まるのは、あくまで〝譲受側と合意形成できる金額〟においてだということを、十分に認識しておく必要があります。もちろん、譲受側目線での金額というのは「安く譲り受ける」といった意味ではありません。客観的に見て、事業投資として見合う合理性があるという「根拠のある金額」です。

（なお、以前は「1床＝1000万円が病院M&Aの相場だ」というような話がまことしやかになされることがありましたが、現在の病院M＆Aでは、そのような単純な評価は原則的に通用しません）

相談の段階では、病院の決算書その他の資料による財務内容、および現状の事業収益性などを確認し、それと、過去のM&A事例、そして私たちがご支援した取引、直近の医療業界の状況などに基づき、客観的な立場から事業価値を算定します。「この病院の内容なら、この金額は主張できるのではないか」という譲受側の目線も考慮した金額です。譲渡価額と、理事長の手元に実際にどのくらいの資産が残るのかも概算で分かります。

ただし、最終的な契約金額がその算定価額とピッタリ同じになることは、あり得ないということに注意してください。譲受側には譲受側の都合があり、投資に積極的な時期もあれば、慎重になっている時期もあります。その時々によって出せる予算は変化します。

また、あとで述べるような詳細なデューデリジェンス（買収監査）を経たのちに、通常は事業評価の内容が変わるということもあります。こういったさまざまな経緯を経て、最終的には相対する譲渡側と譲受側、両者の意思の一致するところで譲渡価額は決まります。そのため、当初の評価額よりも高くなったり、低くなったりするのです。

しかし、なんらかの目安がなければM&Aを進めるかどうかも判断できませんから、概算での市場の相場を算定するわけです。

こうして算定された簡易評価の金額と、譲渡側の理事長が考える金額とが、さほど違わなければ問題はないでしょう。しかし、それが大きく乖離している場合に、どう考えればいいでしょうか？　そのときに、先ほど述べた「M&Aの目的」やスケジュールが重要になってくるのです。

たとえば「高い金銭対価を得てリタイアすることが目的」という場合、もし、譲渡側の理事長が考える金額よりも譲受側目線の金額がかなり低いなら、「その金額ならあと5年働けば稼げるから、M&Aはやめよう」という判断になることもあるでしょう。

一方、「早く経営を安定させて、地域に医療を残す」ことが目的なら「その金額でよい」という結論になることもあるでしょう。

そのように、病院Ｍ＆Ａでは、まず目的やスケジュールを明確にしておくことで、途中でぶれることのない進展が可能になります。

成約可能性についても確認する

Ｍ＆Ａアドバイザリー業務には、仲介業務と代理人業務（ＦＡ：ファイナンシャル・アドバイザー）とがあります。これはすぐあとで説明します。病院Ｍ＆Ａでは、仲介業務のほうが多い印象です。それは狭い業界ゆえ、無闇に重要な情報が拡散することを避けるためです。

仲介会社はさまざまな譲受ニーズを把握しているため、譲渡側のことをよく理解した段階で、「この病院なら、この候補先が興味をもちそう」とか「興味をもちそうな候補先がこれくらいいそうだな」という目星をつけることができます。その病院Ｍ＆Ａの実現可能性が高いのか、それとも低いのかといった程度の大雑把な目処はつくため、それを理事長に伝えます。

可能性が高ければいいのですが、やや見込みが薄いという場合に、それでもいいから進めていくのか、それともいったん保留にするか、これもアドバイザリー契約を結ぶ前にご判断いただく部分です。

以上の各点を踏まえて、実際にM&Aを進めようという意思が固まったら、アドバイザリー契約を締結していただきます。

「相見積もり」はあまり意味がない

病院のM&Aを支援する会社はいろいろなタイプがありますが、たいていのM&A会社は最初の相談の段階で簡易な譲渡対価価額の算定額を出してくれます。そのため、なかには、その金額を比べて、最高値の会社に頼もうと「相見積もり」に似た行為を考える方もいらっしゃいます。しかし結論からいうと、それはほとんど意味がありません。

相談の段階での事業価値評価によって算定される金額には、そのアドバイザーの経験に基づく判断の部分もあります。そのため、別のM&A会社に聞いたら、違う数字が出されたということも珍しくありません。

しかし、繰り返しますが、最終的にM&Aでの譲受を決めるのは、M&A会社ではなく譲受先です。譲受先の、病院に対する評価額をM&A会社が大きく変えることはできません。

ですから、譲受先の評価目線とかけ離れた金額が理事長に提示されても、ぬか喜びさせられるだけで、ほとんど意味はないのです。それを知っていながら、理事長の歓心を買ってアドバイザリー契約を取ろうと、根拠の疑わしい高めの金額を提示するM＆A会社もあると聞きます。その場合、最終的には当初の提示金額から大きく下げられた価額でM＆Aが成立するか、あるいはM＆Aが成立しないか、どちらかの結果になる可能性が高いでしょう。

ただし、複数のM＆A会社に話を聞くこと自体は、別に悪いことではありません。

その際には、「事業評価の金額が高いか否か」といった相見積もり感覚で話を聞くのではなく、「自分の想いを実現し、病院を良い方向に導くために、適切なコンサルティングをしてくれるだろうか」という、コンサルティングの内容部分をよく比較することがポイントです。

M＆Aアドバイザーに支払う報酬は？

アドバイザーに支払う報酬についても確認しておきましょう。

私たちもそうですが、一般的にどのM＆A会社でも、アドバイザリー契約を結ぶ前の相談段階では費用は発生しません。アドバイザリー契約を締結したあとの費用の発生は、主に3

パターンがあります。

①成功報酬のみ

M&A契約が実際に締結されたときにのみ報酬が発生するパターンです。報酬の計算については、譲渡企業の時価総資産額に一定の料率を掛けた額、あるいはM&Aの契約金額（売買金額）に一定の料率を掛けた額、などとされることが多いです。

またその料率についていては、売買金額等にかかわらず定額とする場合と、金額の変化につれて料率を変える方式（一般に「レーマン方式」と呼ばれる）とがあります。

一般的には、時価総資産額を基準にしてレーマン方式で計算されることが多いでしょう。

②着手金＋成功報酬

①の成功報酬に加えて、アドバイザリー契約締結時点で着手金を支払う方式です。

③月額報酬＋成功報酬

①の成功報酬に加えて、アドバイザリー契約締結後から毎月、月額報酬（顧問料など）を支払う方式です。

病院の事業価値評価の算定については、先に述べたように相見積もりを取ることはあまり意味がありませんが、Ｍ＆Ａ会社の手数料については客観的なものなので、方式や金額を比較して確認してみてもいいでしょう。

譲渡側資料（ノンネームシート）の作成

アドバイザリー契約締結後は、譲受側候補を探すわけですが、このプロセスが非常に重要で、慎重に行います。そのため、Ｍ＆Ａプロセス全体のなかでも、通常は最も時間がかかる部分になります。

まず、興味をもってもらえそうな譲受側に対して、譲渡側がどんな病院なのかを伝えるための資料を作成します。譲受先候補選びの段階で、最初に譲受側に提示する資料は、通常、情報漏洩を防ぐため譲渡側の名称などを入れません。これを「ノンネームシート」（または「ティーザー」）と呼びます。また、もう少し進んだ段階で提示する詳細な資料が「企業概要書」（または「インフォメーション・メモランダム」）です。どの病院かが特定できる資料であるため、企業概要書を提示する場合は、必ず譲受先候補と秘密保持契約を締結します。

譲渡側の理事長には、これらの資料作成のために必要な、病院の事業や財務、建物・設備、スタッフ、取引先などに関する、必要資料を集めていただきます。集めた資料はそのまま譲受側候補に見せるわけではなく、アドバイザーのほうで必要な部分を検討用資料としてまとめます。

その際に、どこまでの情報を譲受側に開示するのかという開示領域や、それをいつ相手に伝えるのかという開示タイミングも、それぞれの情報について決めていきます。

一般的には、情報を多く開示すればするほど、譲受側のほうも現実的に考えやすいので、話を進めやすくなります。ただしそうすると病院の特定もされやすくなるため、いかに情報漏洩を防ぎながら、かつ、譲受側に対して魅力を感じさせるプレゼンテーション資料を作れるか、そのバランスを取ることが、アドバイザーの腕の見せ所でもあります。

なお、この段階で意外と多いトラブルが、病院の状況を理事長が自分の頭の中で把握はしているものの、きちんと書類にまとめられていないというケースです。M&Aの経験がなければ、当然ながらどんな資料が必要になるのかも分からないので、仕方ないことでもありますが、アドバイザーから求められる資料を用意していただくために、意外と時間がかかるということは知っておいてもらったほうがいいでしょう。

譲受先候補リストの作成、協議

譲渡側資料の作成と同時並行で、譲渡側の病院とマッチングできる可能性が高そうな候補をピックアップしたリストを作ります。これを一般的には「ショートリスト」と呼びます。譲渡側の理事長にはショートリストを検討してもらったうえで、どの候補にどの順序で話をもっていくのかを決めていただきます。

この段階で注意したいのは、譲受先候補に対して、「こういう先は良くない」とか「こういう業種は好きじゃない」といったふうに、最初から先入観をもって判断してしまわないことです。特に、地域への医療貢献という理念を強くおもちの理事長の場合に、譲受側がチェーン展開している営利企業だったりすると「儲け主義によって病院がダメにされてしまうのではないか」といった疑念をもたれて拒否されることがよく見られます。

あるいは、譲受側が病院であっても、あそこの〇〇医師の考え方は好きじゃないといった個人的な好悪感情によって譲受先候補を除外してしまう理事長もいます。

しかし、先入観や好悪感情によって譲受先候補の選択肢を狭めてしまうことは、病院経営の継続という目的からは外れる行為になっていないでしょうか。

理事長が掲げてきた理念を譲受側に継承していただくという点については、今後の売買交渉の段階や契約段階で譲受側に入念に伝え、守るように約束してもらうことは可能です。そこでこの段階では、あくまで今後の経営主体として譲受側を見たときに、きちんと病院経営を継続していけるのかどうかという点を第一にチェックするべきです。経営が続いてこその理念の実現なので、まずは譲受先候補に対して先入観や感情を交えることなくリストを見ることがポイントです。

また、この段階ではまだ譲受先候補に譲渡側の詳細な情報は伝えていません。したがって、譲渡側の理事長が「ここがいい」と思っても、必ずしも相手が興味をもってくれるとは限らない点にもご留意ください。

ノンネームシートなどの資料によって、譲受先候補に打診をしていき、良さそうな感触が得られれば、次の段階の条件交渉へと進みます。

譲受先候補との条件交渉① 譲渡スキームの組み立て

前の段階で複数の譲受先候補から興味をもっていただけたとしても、条件交渉は、1社ずつ行っていきます。この段階で最も重要なのは、相手の意向も確認しながら譲渡スキームをしっかり作り込んでいくことです。

医療機関のタイプ別のM＆Aスキームについては第2章でご説明しましたが、現状でM＆Aの譲渡側となる病院の大半を占めている「出資持分ありの医療法人」の場合は、通常、出資持分譲渡によるスキームとなります。

そのスキームにおいて、M＆Aの対価に関する検討事項として挙がるのは、

・出資持分譲渡の金額をどうするか
・理事長はじめ、役員の退職金の金額をどうするか

という点です。

この2点は別々に考えることではなく、リンクしています。

たとえば、今、退職金を考えずに、ある病院の価額が5億円だと算定され、譲渡側、譲受側双方が納得したとします。病院の価額＝出資持分の譲渡価額ですから、出資持分譲渡価額は5億円になります。

一方、その算定後で、譲渡の前に理事長への退職金を1億円支払うことに決めたとします。すると病院から1億円の現金が流出するわけですから、病院の価値は1億円分下がって4億円になります。つまり出資持分の譲渡価額も4億円に下がります。

前者は「出資持分譲渡価額5億円」、後者は「出資持分譲渡価額4億円＋退職金1億円」で、いずれにしても、理事長が受け取る「税引前の金額」は同じです。結局、当初に算定された病院の価値＝5億円は変わらず、理事長はそれを退職金という形で受け取るか、持分譲渡の対価という形で受け取るかという、いわば「受け取り窓口」の違いに過ぎないのだといえます。

一方、譲受側のほうから見ると、前者は5億円の価値の病院を5億円で譲り受けた、ということであり、後者は4億円の価値の病院を4億円で譲り受けたということになります。やはり、損得は生じません。

ただし、以上は税金を考えない場合の話です。実際には、所得の生じる理事長には課税が発生します。そして退職所得と譲渡所得とでは、課税方法と税率に違いがあるので、税引き後の手取り金額は変わってきます（どちらが有利になるかは、理事長の勤続年数や退職金の金額等によって変わるのでケースバイケースで、一概にはいえません）。

また譲受側においても、病院の決算上、損金として計上できる退職金の支払いによってその期の決算が赤字になる場合は、欠損金の繰越控除により翌年以降の課税を減らせる可能性があるといった、税効果が生じる場合があります。

ここでは話を単純化するため、理事長の退職金だけを考えましたが、実際にはほかの理事への退職金なども必要になるので、話はもう少し複雑です。

そこで、事業価値算定に合意ができたとして、どれだけを退職金として支払い、どれだけを持分譲渡の対価として支払うのかなど、アドバイザーは、税効果も勘案しながら、綿密なシミュレーションをして、譲渡側、譲受側の両者にとってベストなスキームを組み立てていきます。

出資持分譲渡以外のスキームの場合

出資持分なしの医療法人のＭ＆Ａの場合は、当然ながら持分の譲渡も存在しないため、理事長が受け取れるＭ＆Ａの対価は、原則的に退職金のみになります。

また、いずれの医療法人においても、病院を全部譲るのではなく、一部の事業だけを切り離して譲りたいという場合は、事業譲渡スキームの利用も検討の俎上に載ります。

さらに、医療法人化していない個人経営病院をＭ＆Ａする場合は、原則的に事業譲渡スキームになります。ただし個人経営の病院自体が非常に少数で、それをそのままＭ＆Ａするのは、非常にレアケースだと思われます。

そのほか、譲受先候補との条件交渉は多岐にわたる

譲渡スキーム以外の部分でも、この段階で譲渡側と譲受側が交渉しておくべき内容は多岐にわたって存在します。

従業員の処遇

出資持分譲渡の場合、医療法人への出資者が変わるだけなので、医療法人と従業員との間の雇用関係自体には、なんら影響が及びません。そのままの雇用が維持されます。とはいえ、譲受後の従業員の給与体系などは、新経営陣に裁量権があるため処遇内容が変わることはあり得ます。

譲渡側の理事長からすると、M&Aをしたことで従業員に不利益が生じてしまうのは心苦しいと感じるものです。そこで、たとえば最低1年間は現在の給与体系を維持する、といった約束を交わすように交渉をすることがあります。

また、譲受側のほうから、譲渡側の病院に非常に優秀な医師がいる場合、その人がすぐに

辞めてしまうと困るので、辞めないように理事長も一緒にフォローしてもらえないかといった要望が出ることもあります。もちろん、辞める辞めないは最終的には本人の意思ですが、働きかけをしてほしいといった要望が譲受側から出されることはあります。

さらに、M＆Aを機にリストラをして経営を効率化して引き継ぎたいという要望が譲受側から出されることもあります。M＆Aの過程で割増退職金を支払って、退職者を募るようなこともあり得ます。

いずれにしても、従業員の処遇は交渉の重大なテーマの一つです。

スケジュール

譲渡側は、現在の経営状況やM＆Aを検討するに至った理由から譲渡したいタイミングは異なりますが、一般に早く課題を解決できることが望ましいと思われますのでなるべく早く譲渡したいということになります。一方、譲受側のほうは、既存事業との兼ね合いや事業規模拡大に向けた中長期計画によって、すぐに譲り受けたいということもあれば、○年後までに譲受けたいということもあります。

M&A後の譲受側の運営方法

これは交渉というより確認といったほうがよいかもしれません。

譲受側が病院を譲り受けたあとで、どうやって経営、運営していくのかというのは、譲渡側の理事長にとって気になる部分です。特に、譲受側が一般事業会社の場合には、その点はとても気になるでしょう。

たとえば、地域住民の健康への貢献を理念として掲げて実践してきた病院であれば、譲受側が利益優先の考え方で、その理念に反した運営をしそうだと感じられれば、しっかりと交渉して場合によってはお断りすることもあり得るでしょう。

ただし、そこで気をつけなければならないのは、M&Aをすれば病院が変化する部分はどうしても生じることを、譲渡側も理解しなければならない点です。譲受側の気持ちを考えれば、譲渡側が「現状のまま、なに一つ変えてはいけない」ということを強く主張すれば、M&Aの成立は難しくなるでしょう。

そこで、先に述べた「M&Aの目的」が重要になってくるのです。M&Aの目的に立ち返ってみて、目的達成のために絶対に譲れない部分ではそのように主張し、それ以外の部分では譲受側の言い分を飲む、そのように目的意識から演繹して個別の議題を考えることがM

＆Ａ成功のコツなのです。

そして、熟慮のうえで選んだ相手に病院を譲渡したら、その後の経営については、相手に任せて温かく見守っていくことになります。

Ｍ＆Ａを成功に導く条件交渉のポイント

交渉がまとまれば、次は基本合意に進みますが、基本合意のあとで大きな条件変更は困難になります。

したがって、基本合意契約を締結する前の交渉段階で、譲渡価額はもちろん、そのほかの条件面でも、気になることはすべてアドバイザーを通して確認しておきましょう。

ここで微妙な問題となるのが、相手方にどこまで情報を開示するかです。というのも、もし交渉段階でＭ＆Ａが破談した場合に、相手が競合となる病院であるような場合は、情報をすべて開示してしまうと、のちに悪影響をもたらす可能性があるためです。

そうかといって、マイナスの情報を隠しておいて、それを最終合意直前の段階などで明らかにするとなると、相手から「隠していたのか」と思われて、心象がかなり悪くなります。

その点の判断は、やはりM&Aの交渉経験が豊富なアドバイザーに任せるのが一番でしょう。少なくともアドバイザーに対しては、プラス面だけではなく、マイナス面を含めてすべて伝えておき、どの段階でどこまでの情報を出すのか、相談しながら決めていくことがポイントです。

最終的には人間同士の話

譲渡側と譲受側のトップ面談が1回で済むことはまずありません。少なくても2～3回、何度も会って信頼関係を構築していく相手だという意識をもっておきましょう。

M&Aには、高度な計算に基づいた取引という側面もありますが、最終的には人間と人間との関係で決まります。「いくらお金を積まれても、あの相手には譲りたくない」といわれて破談することは、実際にあり得ます。逆に、トップ同士のフィーリングが合えば、金額や条件の面で互いに多少の融通をきかせながら、成約に結びつけようとするでしょう。

その意味で、自分の素の姿をさらけ出して、そのうえでフィーリングが合いそうかどうかを確かめることが面談の主な目的だともいえます。ちょっとしたことでも気になることがあれば、最初の面談の前にアドバイザーに相談しておきましょう。

基本合意契約の締結

これまでの交渉を踏まえて、譲渡スキームや金額、そのほかの条件、スケジュールなどをまとめ、互いにそれに基づいてＭ＆Ａを進めていくという意向を確認するのが、基本合意契約です。

正式な譲渡契約ではありませんが、基本合意契約に反する事項がこのあとで出てきたら、契約は無効になります。その意味で、お互いに「隠していることはありませんね。進めて大丈夫ですね」という点を確認するための、言葉は悪いかもしれませんが〝踏み絵〟のようなものです。

買収監査（デューデリジェンス）

基本合意契約の次のステップは、買収監査です。英語では「Due Diligence」といい、ＤＤと略されることもあります。

買収監査は、譲渡側から提示されてきた病院経営に関する情報が正しいかどうかを、譲受側の立場から詳細にチェックすることです。

一般的には、財務、法務、労務、そしてビジネスという4つの観点から、病院経営の実態を細かくチェックしていきます。

なお、財務DDでは、税理士や会計士、不動産があれば不動産鑑定士、法務DDでは弁護士、労務DDでは社労士など必要に応じて専門家が関与します。

財務デューデリジェンス

主に決算書のチェックになります。チェックのポイントは、よく利益調整のために使われる役員報酬や減価償却費などの計上金額が適正かといった部分や、税金などの滞納がないか、資産の時価評価が正しくなされているかという点があります。時価評価については、のちの事業価値算定のところで説明しますが、不動産などの含み損、含み益が正しく鑑定されているかどうかということです。

また「資産の実在性」と「負債の網羅性」もチェックします。

資産の実在性とは、たとえば貸借対照表に記載されている現金や預金、在庫などが本当にあるのか、という点です。過去に書類を作った時点では確かに存在したけれど、現時点ではなくなってしまっているといったことがないかを確認します。

負債の網羅性とは、貸借対照表に記載されていない負債がないか、という点です。いわゆる簿外債務としてよくあるのが、医療機器のリース債務や、退職給付引当金などです。

また、潜在債務というものもあります。今は確定していないが、将来的に債務になる可能性のある事象ということで、たとえば損害賠償請求を提訴されていて将来賠償金を支払う可能性があるといったケースです。

法務デューデリジェンス

譲渡側の医療法人が、法的な問題を抱えていないか、法令遵守（コンプライアンス）が徹底されているか、また、譲渡によって医療法人の運営主体が変わった場合に起こりうる契約上の問題がないかなどを確認します。

法的な問題とは、たとえば、医療訴訟を抱えていないか、あるいは訴訟にはなっていないけれど「訴える」と言われている件がないかといった点です。

法令遵守とは、病院組織内において、あるいは取引先との関係において、違法な部分がないかです。たとえば反社会的な団体などとの関係がないかや医療法や労働法を守った組織づくりや雇用をしているか、診療報酬の不正請求がないか、といった点です。

譲渡によって医療法人の運営主体が変わった場合に起こりうる契約上の問題とは、主にチェンジ・オブ・コントロール（Change of Control：COC）と呼ばれる条項についてです。これは、経営権に変更があった場合に、契約相手が契約内容を見直したり、解除したりできるというものです。

たとえば、医療法人が病院の土地を第三者から借りている場合に、この条項によって、M&A後は地代を2倍に値上げすると地主から言われたら、非常に困るわけです。チェンジ・オブ・コントロール条項があった場合には、それが事業価値に影響を与えることがないのかどうかを検討するとともに、アドバイザーが相手先との交渉にあたるなど、適宜対応します。

法務については、労務やビジネスなど、ほかのデューデリジェンスと重なっていて明確にどちらとはいえないこともあります。法務か労務か、法務かビジネスかという切り分けに重要性はなく、きちんとチェックがなされることが重要です。

労務デューデリジェンス

法務と重なる部分もありますが、まず労働法規が適正に守られているかどうかです。基本的なことですが、就業規則や労使協定、36協定などが適切に作成、届出されているかどうかという点があります。

また、雇用契約と実態が合っているかどうかという点もあります。たとえば、看護師は女性が多いですが、小さいお子さんがいる方は、短時間職場を離れて、また戻ってくるといったことがあります。その場合、厳密にいえばフレックスタイム制などの雇用契約になっていなければなりません。

さらに、よくあるのが、看護師が病院に出勤してナース服に着替えてからタイムカードに打刻するという形で、着替えの時間を労働時間に含めていないケースですが、これは違法です。もちろん、残業代を適正に支払っていないといったことがあるのは論外で、もしそのような状態が長く続いている病院で看護師から未払い残業代請求の訴訟が起こされた場合、過去にさかのぼって支払いをしなければなりません。これは、譲受側にとっては大きなリスクとなります。

労務デューデリジェンスにおいては、労働法規関係だけではなく、組織や人事の実態もチェックします。たとえば、その人が辞めてしまうと病棟の現場が回らなくなってしまうような「キーマン」となる従業員がいるのか、逆に、言葉は悪いですが病院内で「トラブルメーカー」となっている従業員はいるのか、もしそういった人たちがいるなら、その人たちに退職の意向はあるのかといった点です。

また財務諸表には記載されていない、理事長のポケットマネーで実施している福利厚生施策があるのかといったこともあります。

医療業界は比較的古い体質が残っているため、労務の部分で問題がない病院のほうが少数派です。大多数の病院でなんらかのリスク要因が見つかるのが実態です。

ビジネスデューデリジェンス

一般的には、事業モデルや商流の内容を確認するということになります。それに加えて、病院は許認可事業ですので、許認可条件に抵触する部分がないかの確認が特に重要になります。たとえば、病床機能の許認可条件に合致する看護師数を配置しているか、一定期間ごとの更新の手続が必要となる事業でちゃんと更新手続をしているか、医療廃棄物を適正に処理しているか、患者の個人情報を適切に管理しているか、建物の耐震性を確認しているかなどといった部分です。これらに不備があると、最悪の場合、病院としての経営ができなくなる、あるいは一部の事業を継続できなくなるといった可能性があります。

譲受側にとっては非常に大きなリスク要因であり、病院ならではの重要なデューデリジェンスになります。

リスクを譲渡価額に織り込んで、最終価額を決定する

「とても幅広く、かつ細かいところまでチェックされるんだな」と驚いた方もいるかもしれません。実際のところは、買収監査をどの程度の範囲まで、どの程度細かく実行するかは譲受側の意向によります。なかには４つの監査のうち、２つしかやらないなど、ラフに済ませる譲受側もいます。

なお、通常の場合は、デューデリジェンスには2～3カ月程度はかかります。必要な書類がなかったりそろえるのに時間がかかったりすると、それより長くなることもありますし、ラフに済ませる場合はそれより短くて済むこともあります。

買収監査で問題やリスクがまったく出てこない病院はありません。病院の運営ができなく

なるような重大な問題やリスクがあればM&Aは破談になりますが、そこまで大きな問題が見つかることはほとんどありません。小さな問題やリスクであれば、その問題を経済的に評価して譲渡価額に織り込む、つまりその分譲渡価額を下げるということにするか、あるいは、将来そのリスクが顕在化した場合は、それに対する対応は譲渡側が行うといった内容を契約に織り込むことで対応します。

こうして、最終的な譲渡価額を算出し、そのほかの条件を含めて双方が合意できれば、いよいよ最終的な契約に進みます。

契約書の「表明及び保証」とは

最終契約書には通常、「表明及び保証」という条項が設けられます。契約においては非常に重要な項目ですが、用語として一般的にはなじみが薄いと思われますので、ここで説明しておきます。

すでに見てきたように、買収監査では譲渡側の病院の財務、法務、労務、ビジネスをことを細かく調べます。しかし、限られた期間内ですべてを調べ尽くすことはできません。そこで

「こういうことはないですね。もしこういうことがあとから発覚したら問題になりますよ」という事項を契約書内に列挙しておき、「確かにそれはありません」と譲渡側に約束してもらうのが、「表明及び保証」の条項です。

これは、契約当事者（譲渡側、譲受側）双方に求められるものですが、あとから病院に問題が発覚した場合の影響は、当然ながら、その後病院を運営していく譲受側にとってより重要なものとなります。そのため、「表明及び保証」は譲渡側から譲受側に対して示すものが中心となります。たとえば、いわゆる反社会勢力との関係をもっていないことや、許認可の届出をきちんと出していること、法令違反をしていないことなどがその代表になるでしょう。

これらが「絶対にない」ことをデューデリジェンスだけでは確認できません。極端にいえば、譲渡側が事実を隠していれば、見つけることはまず不可能です。そのため、「表明及び保証」に掲載しておくわけです。当然、もしあとからそれらの事実が見つかった場合は契約違反となり、相応の対応（損害賠償金の支払いなど）が求められることになります。

また、反社会勢力との関係をもっていないことなどは、譲受側となる会社の条件としても重要なものです。そのため、いくつかの条項は、譲受側から譲渡側に対する「表明及び保証」として記載されています。

事業引継とPMI

契約書に署名して契約を取り交わしたあとは、譲渡代金を振り込んだり、理事や社員が交代したりして、スキームを進めます。

並行して、M&Aが行われて経営者が交代したことを、従業員に開示して説明します。当然ながら従業員は驚き、疑問もたくさん出されますが、医療法人との雇用契約には影響がないこと、経営理念や地域での医療機関としての役割は引き継がれることなどを丁寧に説明します。

そして、新しい経営者のもとで、新しい運営が進められていきます。

前理事長については、M&A後は病院から離れることが一般的ですが、なかには経営にはタッチしない一医師として、当面は病院に残るというケースもあります。

いずれにしてもM&A後にスムーズな事業承継ができるように、しばらくの間は、できる限りの協力が前理事長に求められます。これは営業権に対価を受けている場合は、その営業が今後もうまくいくためのサポートは当然含まれているともいえます。

具体的には、組織運営全体の流れを実地で教示したり、以前と変わらない患者さんへの医療提供が継続できるように協力したり、新しい経営陣とスタッフとがスムーズに連携できるようにサポートをしたりといったことです。患者さんに不利益が生じないように一定の協力をすることは、道義的な責務でもあるでしょう。

なお、Ｍ＆Ａ後に譲受側が行う経営統合作業は、ＰＭＩ（Post Merger Integration）と呼ばれます。ＰＭＩは、Ｍ＆Ａの実務とは異なる専門的な知見やノウハウが必要です。そのため、Ｍ＆Ａ会社がＰＭＩ部分までをカバーできるケースはまれです。かといって、Ｍ＆Ａ会社とは別にコンサルティング会社を一から探すことも、また大変です。

私たちの場合は、当社グループ内の医業経営を支援するコンサルティング会社がご希望に応じてＰＭＩのコンサルティングを行います。同一グループならではのスムーズな連携によりシームレスな対応が可能なことは、譲受側にとって安心できる点でしょう。

秘密保持と関係各者への説明タイミング

例外もありますが、一般的には、Ｍ＆Ａは最終合意の段階までは、譲渡側・譲受側双方のトップ（または担当者）だけの間で情報をとどめ、秘密裏に進められます。特に病院の場合は、経営主体が変わるということで、従業員や取引先のみならず、患者さんにも動揺や心配を与えるためです。場合によっては、従業員が反対して労使トラブルになったり、退職者が出てしまったりすることもあるため、秘密保持は徹底されるのが普通です。

交渉段階では、多くの資料・書類が必要とされますが、理事長がそれらの資料の所在をすべて把握していることはまれです。必要に応じて、事務方の従業員に用意させるわけですが、その際にM&Aのためであるということが悟られないよう配慮しなければなりません。

また、譲受側候補は、通常1~2回は譲渡側病院を見学します。その際にも、従業員に相手がだれかを悟られないように、注意しなければなりません。経験豊富なアドバイザーであれば、そういった点についても適宜アドバイスを与えてくれるはずです。

なお、例外的なケースとして、譲受側のほうで特定の医師の存在を重視しているような場合、その医師だけにはあらかじめM&Aの話をしておくといったこともあります。

ご家族への説明

理事長のご家族に対してどの段階で相談をするのかは、難しい問題です。「必ず秘密を守れる」という前提があれば、なるべく早い段階で話をして理解を得ておくに越したことはありません。

特に、代々〝家業〟として受け継がれてきて、今の理事長が２代目、３代目というような病院の場合には、病院そのものがご家族全員にとっての資産、あるいは家宝のようなものととらえられていることもあります。そうなると、それを譲るということに激しい抵抗感をもたれる方もいます。なるべく早い段階で、病院の現状と、理事長のお気持ちをご家族にしっかりとご説明したうえで理解を得ておくことは必須事項です。

家族以外に出資者、社員がいる場合は特に注意

また、医療法人の出資者（出資持分ありの医療法人の場合）と社員（社員総会のメンバー。従業員ではない）の了解を早めに取っておくことも重要です。多くの医療法人では、出資者と社員は、理事長およびその親族になっていると思われます。その場合は、ご家族への説明＝出資者、社員への説明ということで済みます。

しかし、もし出資者や社員にご家族以外の方が入っている場合は、早めに対策を取ることは非常に重要です。

まず出資者の持分はすべて譲渡してもらうことが前提なので、「自分の出資分は譲渡した

くない」という人が出てくると困ります。

また、医療法人のM&Aのあと、原則的には社員を全員交代させる必要があり、現在の社員には辞めてもらわなければなりません。もし「自分は社員を辞めたくない」と言い出す社員が出てきた場合も、M&Aは非常に困難になります。

これらのことにならないために、しかるべき段階で、どうしてM&Aが必要なのか、また、出資持分譲渡や社員の退社がどうして必要なのかといった点について、理事長が出資者、社員に丁寧に説明をして了解を得なければなりません。どのタイミングで説明するのがベターなのかは、アドバイザーと相談で決めていきます。

あとは、一般的なビジネスのマナーとして、チェンジ・オブ・コントロール条項などの問題がなかったとしても、納入業者などの取引先、送患を担っている近隣病院などへ、きちんと説明をしておくことが必要なのはいうまでもないでしょう。

第4章

事例から学ぶ、承継を成功に導く「病院のM&A」のポイント

本章では、私たちがこれまでにお手伝いさせていただいた病院M＆A（一部、診療所）の事例を通じて、病院M＆Aにはどんなケースがあるのか、また病院M＆Aの成功ポイントはどこにあるのかをお伝えしたいと思います。

まず、M＆Aのタイプとして、

【後継者不在の医療法人のM＆A】
【経営不振の医療法人のM＆A】
【理事長の事業意欲が減退した場合のM＆A】
【事業の選択と集中のためのM＆A】
【ファンドが譲受側となるM＆A】
【出資持分なしの医療法人のM＆A】
の6タイプを想定しました。

そして、それぞれのタイプごとに、「Ｇｏｏｄケース」「Ｂａｄケース」を紹介しています。このＧｏｏｄ、Ｂａｄとは M＆Aが成立したか破談したかという意味ではなく、その病院に関わる理事長、ご家族、病院スタッフ、そして地域の患者さんなどの関係者にとって幸せな結果となったか否かという点から分類しています。Ｍ＆Ａとしては成功したものの、地域住民にとっては必ずしも幸せな結果にはならないというケースもあり、その場合はＢａｄケースとしています。

なお、当然ですが、秘密保持やプライバシーへの配慮のため、実際の事例をそのまま書いているものはありません。複数の事例を一つにまとめている場合もあります。また、病院の規模、病院や企業のイニシャル、登場人物名などはすべて架空のものです。所在地そのほかの情報は、適宜事実と異なるものに変更してあります。

それでも、実際にあったケースを元にしているため、多くの病院経営者、病院関係者の人にとっては、「この病院はうちと似ている」というケースがあるはずです。ぜひ参考になさってください。

CASE 01

【後継者不在の医療法人のM&A】Goodケース

経営能力が高い経営者に承継して、病院を建て直してほしい

医師の先輩である前理事長から病院を譲り受けた現理事長が、今度はM&Aで別の企業に経営を譲り渡した。そんなケースが本事例です。医療法人の経営者は代わっても、病院が残れば、そこで行われる医療は地域住民の健康を支え続けていくことができることを示します。

M&Aの検討に至る背景

関東地方の某県にあるA病院は、医療療養型病床150床をもつ療養型病院です。運営はA医療法人が行っており、売上高は13億円ほどでした。理事長の山田氏は、もともとこの病院に勤める勤務医でしたが、20年ほど前に先代理事長からこの病院を引き継いで理事長となった人物です。先代理事長との血縁関係などはいっさいなく、いわゆる第三者承継でした。

山田理事長が引き継ぐ以前、A病院の業績は芳しくなく、利益は良い年でもトントン程度、赤字になる年のほうが多いような状況でした。そのため金融機関からの借入も相当の金額がありました。しかしそういった状況だったからこそ、前理事長からはさほど高額な対価を要求されることなく出資持分の譲渡がなされ、勤務医の山田氏でも承継することができたという面があったことも事実です。

承継時、山田氏は45歳で、医師としてもちょうど脂が乗った働き盛りの時期でした。理事長就任後の山田氏はバリバリと働いて積極的に経営建て直しを進め、A病院の業績を順調に伸ばし、債務の返済も進めていきました。

こうして山田理事長になって以後しばらくは順調に業績を伸ばしてきたA病院ですが、ここ5、6年ほどで、徐々に状況が変わってきました。

医療・介護一体改革を背景とした診療報酬改定で医療療養型病床に関する診療報酬が徐々に引き下げられたことにより、病床の稼働率は維持できていても収益が低下してきたのです。A病院の収益性の低下は、診療報酬改定だけが原因ではありませんでした。山田氏が理事長になって以後、近隣エリアにいくつかの新しい医療機関が開院したことも、大きな要因でした。患者の獲得競争が激しくなり、新患の数が減り始めたのです。

さらに、先代から引き継いだ病院の建物はまだ十分にきれいでしたが、建物より耐用年数が短い医療設備は老朽化が始まっており、徐々に設備投資費用がかさみ始めていたことも、収益の圧迫要因になっていました。

それら複数の要因により、ピーク時には1億円ほどあったA病院の利益は、直近は1000万円ほどにまで下がってしまいました。150床という規模を考えれば、赤字すれすれの水準です。現状の医療療養型病床だけを柱とした事業モデルでは病院の将来が厳しいと感じた山田理事長は、周辺地域への訪問診療の実施、さらには訪問介護事業の新設など、新たな経営改革への着手を考えました。

「経営者」としての限界を痛感

しかし、山田理事長は経営改革に着手することができずにいました。

その大きな理由として、病院スタッフ（医師、看護師）との関係性の変化が挙げられます。山田氏が理事長に就任した当時とは違って、近年では医師、看護師などの医療スタッフは基本的に人材不足が続いています。A病院が所在しているような地方都市においては、東京、大阪などの大都市圏に比べて、さらにスタッフ確保が難しくなっています。

その人手不足、採用難を背景として、病院内の立場として、理事長などの経営サイドよりも、医師、看護師などの現場サイドのほうが相対的に力をもつという、パワーバランスの変化が生じていました。もちろん、すべてのスタッフが経営側に対して強気に出るというわけではありませんが、なかには非常識なほどわがままを通そうとする医師も在籍していました。実際、A病院では当直を嫌がるスタッフが多かったため、山田氏自らがかなりの頻度で当直を担当しなければなりませんでした。

そんな状況のなかで、スタッフへの負担を強いる経営改革を進めていくことに山田氏は自信をもてずにいたのです。

山田理事長は60歳を超えたとはいえ、自分の医師としての能力や技術については、衰えを感じてはいませんでした。しかし経営者としての能力は、それとは別のものです。病院を取り巻く環境が変化し、経営状態が悪化していくことを感じながら、抜本的な建て直しができない状況で、山田氏は自分の経営者としての能力が限界なのではないかと思うようになったといいます。

また、病院に関するすべての意思決定を行いながら当直などもこなす日々は多忙で、最近は疲労を強く感じるようになり、もし経営改革に着手したとしても、これから数年間、以前のようにバリバリと働いていくことは年齢的、体力的に厳しいとも感じていました。

疲労困憊のなかで、「リタイア」「事業承継」という文字が頭をよぎるようになります。しかし、山田氏には子どもがいませんでした。また、院内の医師を後継者候補として育成している余裕もありません。
そこで、M&Aによる第三者承継の道を探るため、私たちにご連絡をいただいたのです。

M&Aの方針や譲受先候補の選定

山田理事長は自分自身が第三者譲渡によって先代から病院を承継した立場であったために、M&Aによって病院を他者に引き継いでもらうこと自体については、まったく抵抗は感じませんでした。病院を地域に残していくことが、最も大切なことであり最優先の目的だと考えていたためです。

一方でA病院がより良く変わっていってほしいという気持ちももちろんありましたし、そのためには、どんな譲受先が経営陣になってほしいのかという希望もおもちでした。

私たちは、ヒアリングを通じて、山田理事長が感じていた現状の問題点や課題を整理しながら、どのような譲受先であればその問題点を解決し、より良い病院として発展させていくことができるのかを検討していきました。

① 後継理事長や、不足している医師など、しっかり人材の手当てができ、さらに適切な人材マネジメントができる譲受先であること

これは、現状で経営側と現場側のパワーバランスが崩れている問題に対して、その解決のためには、人材のマネジメント力が高い会社であることが必須だと考えられたためです。

②医療行為以外の、経営事務において豊富な経験があり、現場の事務業務を改善できるスキルをもつ会社

ヒアリングを通じて、経営のなかに無駄なコストが発生している部分が多いと感じられたため、この部分を効率化することにより、業務生産性の向上、コスト削減が図れると考えられたためです。

③医療行政の変化や競争環境に対応するため、新たなビジネスモデルの構築や地域医療機関に対する営業体制の強化などの事業改革を立案、実行できるノウハウをもつこと。さらに、それを実行するための財務力があること

Ａ病院の中長期的な課題として、ビジネスモデルの刷新によって、患者の獲得能力を高めていくことが必要でした。また、それを実行するためには、老朽化している設備の更新投資、新たな人材の増強などの投資が必要になります。それを手当てできる財務力があることも必須だと思われました。

これらの条件に当てはまるいくつかの候補先を検討し、最終的には株式会社N社と話を進めることになりました。N社は、関西の某県に本社のある医療用機器の卸売業者です。病院事業に乗り出すことで、事業多角化、および本業とのシナジー効果による事業拡大を求めていました。

譲受側との交渉における主な論点

交渉の過程で、大きなテーマとなった議題は以下のような点でした。

①後継経営者の擁立について

山田理事長がM&Aを考えた背景の一つに、病院の内外に後継者候補が見つからない点がありました。そこで、後継者をどうするのかがM&A交渉における重要な論点になりました。山田理事長には、M&A後、1年程度であれば過渡的に自分がトップのままであってもいいが、心身の疲労もあるため、それ以上の継続は困難であるという強い意向がありました。

一方、N社としては、一般の医師や看護師ならともかく、理事長候補を短期間で見つけてくることは、ハードルが高いと感じていました。また、N社は関西圏の医師とのコネクションは比較的豊富でしたが、理事長という立場であれば、Ａ病院のある関東某県の地元に根付いていて骨を埋める覚悟がある人物のほうが適していると考えられました。そこでＮ社から出されたのは、Ａ病院内の医師から後継者を出すという案です。

もともと院内に後継者がいないからＭ＆Ａを、と考えていた山田理事長は驚きましたが、よく考えてみるとＮ社の言い分にも一理あります。Ａ病院をそのまま承継させるのであれば、後継者に就きたい医師はいないかもしれません。しかし、ここでＮ社に経営主体が変わってさまざまな経営改革を実行して理事長をサポートしていく体制が取られ、また、その改革のための資金もＮ社がある程度担保できるとなれば、前提条件が変わってくるからです。

その前提条件の変化を踏まえて、再度調整していったところ、時間はかかったものの、最終的には病院内の医師から後継者を選出することができました。

②事業モデルの建て直しについて

医療機関ではないＮ社が、どうやってＡ病院の経営を立て直していくのか、そのプランも、当然交渉議題になりました。

Ｎ社は病院経営の経験こそなかったものの、医療機器卸業として、病院の事業構造については、ある程度の知見があり、また営業を通じた情報ネットワークがありました。そこから、地域内のほかの病院との連携を強化して集患すること、介護施設を新設すること、看護師を中心とした営業部隊を組織、派遣することなどのプランが提出されました。山田理事長の目から見ても、それらのプランは納得できるものでした。

③ 遠距離であることの懸念

A病院は関東圏、N社本社は関西圏と遠距離である点について、経営管理上問題はないかという懸念もありました。

これに対して、N社としてはA病院現地で処理しなければならない事務業務と、本社で処理する業務を明確に切り分けること、また、事務管理者、営業管理者各一人をN社からA病院に常駐派遣し対応することとなりました。病院と本社とで担当する業務を切り分けることにより、相対的に病院の事務業務負担が減り、間接部門の余力が生じることからその分を経営改革推進に回せるという想定もできました。

結果

交渉過程を通じて、M&Aについての主な課題や懸念が解消できることが見込まれたため、最終的な合意に至りました。

Ａ医療法人は持分の定めがある医療法人であったため、出資持分譲渡となり、社員は交代され、山田理事長は１年だけ継続勤務し、承継準備を整え、１年後に理事交代がなされることが契約されました。

現在、Ａ病院は無事に理事長、理事の交代も済み、介護事業をスタートさせ新しい経営に取り組んでいます。利益の大幅な向上はまだ見られないものの、新患数は着実に上向いており、今後が期待できます。

また、山田理事長は無事にリタイアを果たし、長い経営者生活でたまった疲れをのんびりと癒しています。

アドバイザーから見た事例のポイント

本事例は、極めて良好な成功に終わった事例です。その成功のポイントは、以下にまとめられます。

①　譲渡側、譲受側ともにＭ＆Ａの目的が明確で、ブレなかったこと

譲渡側の理事長にとっては「事業改革を前提とした病院の承継と自分のリタイア」、譲受側のN社にとっては「事業多角化、本業とのシナジー」と、どちらも最初から目的が明確であり、それが最後までぶれなかったことが一つ目のポイントです。

②譲渡側、譲受側ともに、金銭的な条件に強く拘泥しなかったこと

これまでの記述でお気づきかもしれませんが、本事例においては、譲渡対価など、金銭面での交渉はほぼありませんでした。譲渡側、譲受側の双方ともにアドバイザーが算定した譲渡価額について、そのまま受け入れたためです。これは目的が明確であったという点からきている部分もあったでしょう。譲渡側、譲受側のどちらかが金銭条件に強くこだわり過ぎると、成功の可能性は低くなります。

③交渉時に、不合理なあるいは実現困難な条件が提示されなかったこと

譲渡側の理事長が交渉で出した懸念点は、病院存続という目的から見ていずれも納得できるものであり、譲受側のN社にとっても当然それはクリアすべき事項でした。M&Aの交渉では、さまざまな条件が出されますが、なかにはM&Aの目的に鑑みて不合理な、あるいは実現困難な条件を出したり、あまりにも細部にまでこだわった条件を出し

たりする譲渡側もいます。そうなると成功の可能性は低くなります。譲渡側は、Ｍ＆Ａ後は基本的に病院に関与しなくなるわけですから、ある程度「譲受側にお任せする」気持ちをもつことも、Ｍ＆Ａ成功のコツです。

CASE 02

【後継者不在の医療法人のM&A】Badケース

転売目的で取得した病院を高価格で売り抜けに成功。しかし……

譲渡側にとってＭ＆Ａの検討における最も重要な要素の一つが譲渡価額です。病院の譲渡資金を豊かなリタイア生活に充てたい、あるいは、別事業を行うための資金にしたいなど、さまざまな目的や将来像に基づいて譲渡価額を想定なさるでしょう。

もちろん理事長自身が苦労して経営してきた事業や法人を譲渡するのですから、正当な対価を要求するのは当然です。できれば高く譲りたいと思うのも自然でしょう。

しかし、その金額があまりにも過大である場合、M&A後にその病院の運営に関わっていく譲受側や従業員、地域住民にとっては、必ずしも幸せな結果となりません。

本事例では、譲渡側の希望どおりの譲渡価額でM&Aが成立したものの、「地域医療における病院のあり方」という観点から見たときには、必ずしも最上の結果ではなかったのではないかという疑念から、Ｂａｄケースとして採り上げています。

M&Aの検討に至る背景

九州の某県に所在するB病院は、100床ほどの規模で回復期病棟と慢性期病棟をもつケアミックス病院です。現在まだ年齢40代と若い理事長の髙橋氏は、2年前にM&AによってB医療法人を譲り受けて、自らB病院の理事長に就任した人物です。

髙橋理事長が承継する前のB病院は医療療養型病床のみで経営をしており、業績は若干の赤字状況が続いていました。そこで、経営再建を目的としたM&Aが立案され、譲受側として髙橋理事長が名乗りを上げて承継したのです。当時の譲渡価額は約1億円でした。ちなみに、前理事長は、そのまま一医師として在籍を続けています。

就任した髙橋理事長は優れた経営手腕を発揮し、B病院の大胆な改革に取り組みました。

なかでも、慢性期機能の医療療養型病床の大半を、地域で不足する回復期病床へと変更させたことは大きな取り組みでした。

また、髙橋氏は別法人で介護会社も経営しており、その介護会社との連携強化も深め、送患だけではなく、人材の相互派遣なども進めました。さらには、以前はほとんど行っていなかった他病院への営業活動にも専任担当者をおき、力を入れました。

こうした豪腕ともいえる手法により、髙橋理事長が就任前には赤字だったB病院は、わずか2年間で、売上高８億円、利益１億円を上げる病院に変貌を遂げたのです。

ところで、髙橋理事長はもともとこの病院を承継したときから、長く経営を続ける意志はありませんでした。赤字の病院を安く譲り受け、経営を立て直して高く譲る、つまり転売目的で譲り受けたのです。

そして見事に経営建て直しに成功したため、当初の目論みどおりに転売しようと私たちに譲受側探しを依頼してきたのでした。

「転売目的」などと聞くと悪い印象をもたれる方もいるかもしれません。

しかし、病院スタッフや患者さんにとっては、病院の赤字が続いて廃院や規模縮小になるよりは、目的はなんであれ、経営再建されて医療が継続していくほうが望ましいことです。

また、新しい譲受先候補を探すうえでも、きちんと利益が出ている病院であれば候補を見つけやすいという面があります。

その意味で、しっかりと黒字化を果たしたうえで当初の目的どおりに転売を図る高橋理事長の意図が非難されるいわれはまったくありません。

M&Aの方針や譲受先候補の選定

ただし、この事例では、譲渡側の高橋理事長が「8億円」という高額な譲渡価額を希望したところからM&Aの成立は困難が予想されました。

B病院は高橋理事長が引き継ぐ2年前までは赤字が続いていたので、純資産はほぼゼロでした。直近の1年では1億円の利益を出しているものの、時価評価での純資産はまだほとんど増えていない状態です。そこで、利益をベースに譲渡価額を算定したとき、利益の8年分もの価額である8億円は、明らかに高過ぎると思われました。

経営権（のれん代）をいかに見積もるかは交渉次第ではありますが、一般的な相場は利益の3年分程度です。まず、それだけの「割高な買い物」であることを承知のうえ、どうしても欲しいという譲受先を探さなければなりません。

さらに、その経営再建の実態を詳細にチェックしてみると、いくつかの問題があることも判明してきたのです。

病床機能の転換、業務の効率化、営業強化などは正しい施策ではあるのですが、その進め方がかなり強引だったため、多くのスタッフが反発しました。慢性期病床と回復期病床とでは医療内容が異なるので、スタッフもいきなり「来月から回復期病床にします」と言われても困るわけです。それに対して髙橋理事長は、反発するスタッフの多くを半ば首切りのような形で解雇して入れ替えてしまったのです。

収まらないのは今も医師として勤める前理事長です。前理事長が譲渡をした際には、スタッフの継続雇用を求めていました。その約束が半ば反故にされてしまったので、髙橋理事長への反発が強まりました。結果として、病院内で現理事長派と前理事長派の派閥ができ、派閥争いが生じていたのです。もっとも、実権を握っているのは現理事長なので、前理事長派が反発しても力関係は変わらないのですが、病院内の雰囲気は最悪になってしまいました。

さらに、短期的に収益を上げるため、別法人で行っていた介護事業のほうから人員を派遣して営業や事務の仕事をさせるなど経営リソースを投入していました。これが、ほとんど対価を支払わず、いわば「ただ働き」に近い状態で行われていたのです。するとほぼ費用がかからずに売上が増えるわけですから、当然利益は増えます。そのような他法人からのリソース流用によってかさ上げされていた部分の利益が相当にあることも分かりました。

すると、譲受側としては、M&A後にそういったリソースを投入できる会社でなければなりません。

そのような難しい条件がありましたが、地元企業のO社が交渉に応じてくれることとなりました。O社は、古くから地元に根付いてさまざまな事業を多角的に展開しており、その一つとして介護事業も運営しています。その関連で、病院経営に興味を示しました。また、地元密着企業として、他地域の会社がやってきて病院運営に関わるよりは、地元のことをよく知っている自分たちが運営したほうがいいだろうという貢献意識もありました。

譲受側との交渉における主な論点

今回の譲渡側である高橋理事長のM&Aの目的は金銭であることがはっきりしています。そのため、交渉の中心的な議題となったのは、ほぼ譲渡価額の件だけでした。

譲渡側が要求する8億円という譲渡価額は、利益の約8年分となるもので、かなり割高です。しかもその利益の実態はすでに述べたとおりです。

当然O社は、その価額をそのままは受け入れられません。しかし譲渡側もあらゆる評価方法を繰り出し、主張して譲りません。

評価方法がどうかというのは、譲受側にとっては関係ない話です。肝心なのはその金額が出せるか出せないか、事業として元が取れるか取れないかという点です。

両者の主張は平行線をたどり、破談になるかとも思われました。

その間を取り持ったのは、O社のメインバンクでもある地元の地銀でした。

「病院は地域発展のためにも欠かせないので、なくなったりすると困る。頑張って融資をするから、どうか地元に根付いているO社さんがB病院を支えてほしい」というわけです。もちろん、O社も地元経済の発展を願うことには変わりありません。

「銀行の支援があるなら」ということで、最終的には譲渡側の主張する8億円でのM＆A契約が成立しました。

結果

その後、O社はもともと経営していた介護事業との連携を取りながら、B病院の経営を続けています。しかし、前理事長時代のような低廉での経営リソースの流用は難しいことから、病院の利益率は下がり、赤字にはなっていないものの、譲り受ける前の1億円の利益は半減してしまいました。8億円の譲渡価額は、回収期間8年という想定だったわけですが、それは完全に不可能で、投資資金の回収に少なくとも10年以上はかかりそうです。もちろんM&A実行時の約束どおり、銀行の支援が後ろ盾にあるので、その意味では安心ではありますが、O社にとって楽な経営ではありません。

アドバイザーから見た事例のポイント

今回の事例は、譲渡側の理事長がかなり無理をして短期間で利益をつくり、それをベースにして高値で売り抜けたものでした。

譲受側は、さまざまな経費を削減しながらの厳しい病院運営となるため、現場のスタッフにも相応の負担がかかります。資金不足から、建物や設備のメンテナンス費用も抑えられ、最新医療機器の導入なども難しくなるでしょう。地域の病院がそういう状態になってしまうことは、患者にとっても決して幸せな状態とはいえません。

結局、転売によって大きな利益を得た前理事長一人だけが得をして、引き継いだ関係者や地元住民はあまり幸せな状況になっていないという意味で、後味の悪いM&Aとなった事例です。

CASE 03

【経営不振の医療法人のM&A】Goodケース
倒産の崖っぷちまでいって、ようやく「本当に病院がつぶれる」と理解できた理事長

「病院がつぶれるなんて考えられない」。一昔前までは常識だったこの考えは、現在では、まったく通用しなくなっています。しかし残念ながら、いまだに古い意識をおもちの理事長も少なくありません。

特に、代々親族内で病院を継いできたご家庭の理事長は、よほどのことがない限り病院がつぶれることはない時代に病院経営をしていた先代、先々代を間近で見て育っているため、自院の経営悪化をリアルに認識することが難しい面があるようです。そのため、対応が遅れて、本当に〝崖っぷち〟まで追い詰められてしまうこともあります。

本事例もまさにそういうケースでした。

M&Aの検討に至る背景

私たちのところに相談にいらっしゃる方は、病院の理事長が大半ですが、それ以外のケースもあります。一つは事業承継を心配なさった理事長のご家族がいらっしゃる場合、もう一つが、事務長など病院の経営実態を把握しているスタッフが、経営の先行きを心配していらっしゃる場合です。

C病院の事例でも、最初にご相談にいらしたのは事務長の田中氏でした。そして、田中事務長のご相談内容はかなり深刻なものだったのです。

事務長が相談に訪れた理由

C病院は山陰地方の某都市で昭和初期に創立され、初代理事長の親族によって代々受け継がれてきた老舗病院です。田中事務長が相談にいらしたときの佐々木理事長は、4代目でした。

このような代々続いてきた病院の理事長には、医師として地元への貢献意識が非常に高いという美徳をもつ反面、病院が続くことが当たり前だと考えていて、経営者として病院経営の質を高めていくことへの関心が低いというケースがよく見られます。佐々木理事長も、まさにそのタイプでした。

病院の経営管理は事務長はじめほかのスタッフに任せきりで、自分は医師としてしっかり医療行為をしていればいいという感覚だったのです。

ところが、やはり古い体質で新しい時代の医療環境に追いつこうとしていないということで、患者の数が右肩下がりになっており、収支が悪化。Ｃ病院はケアミックス病院でしたが、一般病棟の看護師と医療療養病棟の看護師の間での不公平感が根強く、看護師のモチベーションがかなり下がった状態だったことも経営悪化に拍車をかけていました。

ここ数年は赤字続きで、直近決算では約５億円の売上に対して３０００万円もの赤字を計上していました。銀行からの借入も一部リスケジューリングをしており、新規の借入は難しくなっています。そしてついに、現金が底をつき始めて、従業員への給与支払いはなんとかなっても、新たに資金調達をしない限り、次期（６カ月後）の賞与が支払えなくなる見通しとなってしまったのです。

医療従事者の採用難が続いているこの時代に、規定どおりの賞与が支払えないとなれば大量退職は免れません。そうなれば、病院を存続させることは極めて困難になります。

当然ながら、強い危機感をもった事務長は、理事長に病院の窮状を訴え対応を求めました。

しかし理事長は「うまくやってくれ」と言うばかりで、資金調達や経営改革に動く気配もありません。

理事長はもちろん遊んでいたわけではなく、医師としての医療行為はしっかりと行っていました。そのため、「自分が真面目に働いているのに、病院がつぶれるはずがない」と信じており、経営の現状をまったく理解できなかったのです。「資金繰りに窮しているとすれば、それは事務長がうまく管理をしていないからだ」と考えていたようです。

困り果てた事務長は、「とにかく理事長に病院の現状を理解してもらいたい」との思いで、第三者である私たちに、客観的な立場から理事長に説明をしてもらえないかとおっしゃったのです。

現状を把握できない理事長や理事

私たちはすぐに佐々木理事長とお会いしましたが、事務長の話のとおり、まったく現状を理解していません。「M&A？　自分や親族が役員報酬を毎月もらっているのに、なんで譲らないといけないの？」という具合です。そもそもご自分が病院を「経営している」という意識もあまりおもちではないようです。

次に、ステークホルダー、つまり出資者や理事となっている親族の方たちにもお会いしましたが、やはりどなたも病院の状況はまったく理解していません。「このままでは病院の存続は困難になります」と説明しても、じゃあ私たちがもらっている報酬はどうなるの？というところばかりを気にして、病院の立て直しについてはだれも考えないのです。これまで考えたこともない病院経営の実態をいきなり突きつけられても、確かにどうしようもないでしょう。

その一方で、このままなにも対策を講じなければ6カ月後の賞与は支払えないので、まず間違いなく病院の経営は続けられなくなります。

私たちは、親族の方たちに集まってもらって経営会議兼親族会議のような会議を、２カ月ほどの間で10回近く開いて、懇々と状況を説明し、病院を続けるにはM＆Aがベストな選択肢である旨をご説明しました。

そこでのとりあえずの結論として、M＆Aといっても、どんな譲受先なのか分からないのでは判断できないので、まず譲受先を連れてきてほしいといわれたのです。

M&Aの方針や譲受先候補の選定

きちんと利益を出している黒字経営の病院であれば、確度の高い譲受先候補を短期間でリストアップすることはさほど難しくありません。

しかし、C病院の場合は、毎年赤字が続いており多額の借入もあります。譲受側は当然その債務も引き継がなければなりません。足元では、6カ月後の賞与支給の資金も足りないような状況です。また、病院内ではスタッフのマネジメントもうまくいっておらず、現場のモチベーションは低い状態です。

はっきりいえば、倒産寸前の病院を経営再建して立て直すための救済M&Aというのが実態です。

しかしそれにもかかわらず、理事長や親族の方たちは、M&Aに対して懐疑的なのです。理事長に至っては、仮にM&Aをするにしても、自分がC病院の理事長・医師を続けることは絶対に譲れないと主張していました。

もっともこの点は、4代、約100年にわたって家業として病院を続けてきた歴史に鑑みれば、それを手放すことは内心忸怩たるものがあるだろうと、心情的には理解はできます。

また、理事長は地域医療への貢献という医師としての信念があり、そのためには第三者に医療を任せるわけにはいかないとの思いから、自分が医療を続けられることを要望していました。決して単なる自分の利益だけからの発想というわけではありません。

しかし、いずれにしても以下のような点にあてはまる譲受先を探さなければなりません。

①不協和音の生じている病院現場をとりまとめられる、高い人材マネジメント能力があること

②金融機関の債務を引き継ぎ、かつ、数カ月後に迫った従業員賞与の資金を調達できる財務的な基盤があること

③Ｍ＆Ａの必要性や、自身が引き継ぐことによる病院にとってのメリットをしっかり譲渡側にプレゼンテーションできること

これは、理事長、その親族がＭ＆Ａの必要性にまだ懐疑的であるため、私たちだけではなく譲受側の立場としても説得をしてもらう必要があるためです。

④親族で１００年続けてきた病院を手放さなければならない譲渡側に、心理的なわだかまりが生じることを十分に理解し、配慮できること

⑤佐々木理事長が理事長、医師として勤務し続けることを認め、積極的にそのサポートをできること

なかなか厳しい条件ですが、それでも20社ほどの候補をリストアップして、それぞれに事情を説明しながら検討をお願いしたところ、唯一、医療関連用品の製造販売をしているP社だけが手を挙げてくれて、具体的な交渉に入ることになりました。

譲受側との交渉における主な論点

実質的には救済型のM&Aなので、本来であれば譲渡側はあまり強く条件をいえる立場ではありません。しかし、この段階でも佐々木理事長や親族の方は状況をよく理解していなかったため、さまざまな要望や条件を提示してきました。

交渉のテーマとなったのは以下のような点でした。

① 理事長の地位、立場の継続について

佐々木理事長は、M&A後も理事長、および医師として勤務することを希望し、P社はそれを了承しました。ただし現状の運営を変えなければ早晩経営が行き詰まることは確実なので、P社が派遣する補佐役をつけ、病院運営は補佐役の助言に従って行ってもらうことを条件としました。

②理事長の処遇について

具体的には、給与、退職金などについてです。給与や退職金については、経営からは外れるのだから、その分は減額せざるを得ないという点をP社は主張しました。

③親族の理事や社員への対価について

これについては、その人たちが従前から実質的には経営へ寄与をしていないため、対価は支払えないということをP社は説明しました。

崖っぷちに追い込まれて豹変した理事長

私たち、そしてP社も辛抱強くC病院のおかれた状況をご説明しつつ、交渉に臨んでいましたが、そもそも理事長に積極的な気持ちがないため、なかなか話は進展しませんでした。そうこうするうちに、いよいよ賞与の支給日まで1カ月を切り、資金手当が焦眉の課題となります。事務長は理事長に同行してもらい銀行との打ち合わせをしましたが、そこで銀行の担当者から追加融資や追加のリスケジューリングはいっさいできないと、かなり強硬な姿勢で断られます。医療法人の預金通帳の残高はわずかで、まさに崖っぷちに追い込まれてしまいました。

その状況になってようやく、理事長はことの深刻さを理解したようでした。

これまでの態度から一転して、急遽M＆Aを進めるように事務長に指示を出したのです。

また、親族の方たちも、医療法人倒産の可能性が現実化してくると「自分たちもなにか経営責任を取らされるのではないか」と心配をするようになり、態度を軟化させていきました。

結果

理事長の指示後は、P社も全面的に協力して急遽M＆A契約が成立しました。

譲渡スキームは出資持分譲渡で、M＆A成立後に社員は交代しましたが、理事長は理事長兼医師として勤務を続けています。

P社からはマネジメントの専門家である看護師長を派遣、人材管理体制を整え、地域連携の強化などにも取り組んでいます。また、銀行へは経営再建計画を提出し、協力を取り付けました。

理事長はそれまで、代々続いてきた病院を守ることが自分の使命だと考えていました。しかし、それを自分「だけ」でやらなければならないという必然性はありません。今後は、田中事務長、Ｐ社、銀行など、多くの人と手を取り合いながら、理事長が理想とする地域医療の実現に近づけるでしょう。

１００年続いたＣ病院は、着実に再建の道へと進み始めたのです。

アドバイザーから見た事例のポイント

①　周りから支えてもらえた譲渡側の人柄

読者のなかには、佐々木理事長に対してネガティブなイメージをもった方もいるかもしれません。確かに佐々木理事長は、経営能力の点では問題があったといわざるを得ません。しかし、医療を通じて地域に貢献したいという医師としての使命感や人柄など、尊敬すべき点が大いにあったことも確かなのです。またステークホルダーとなっている多くの親族からさまざまに注文を付けられて、板挟みになっているという気の毒な面もありました。

理事長が当初Ｍ＆Ａに反対していたのも、自分の理想とする医療ができなくなるのではないかと考えたことと、病院の状況を正しく把握できなかったことが原因であり、決して「自分の儲けだけを確保したい」といった利己主義から生じたものではありません。そのような人柄だからこそ、田中事務長も心から病院と理事長の将来を案じて、骨身を惜しまず力になろうとしたのでしょう。

一方、譲受側のP社も佐々木理事長の人柄をよく理解して、ある意味で広い心でそれを受け入れていただけました。この両者の人柄が、成功につながった大きなポイントでした。

② 病院の現状を客観的に把握している人物が存在していたこと

今回の事例の成功は、田中事務長の存在を抜きにしては語れません。特に事務長が私たちのところに相談に来る前から、C病院の業績、財務や人事などの問題点をしっかり分析、把握していた点は、その後譲受先を探し、マッチングをしていくときに、大いに役立ちました。理事長が自院の状況を客観的に見られないというのは、よくあることです。そのときに、少し引いた立場からそれを把握できる人物が経営層、マネジメント層に存在しているかどうかは、M&Aの成否を左右します。

③　問題点が明確であり、改善余地があったこと

問題点が分かっていれば、改善すべき点や改善策も明確になります。ひいては、改善の余地があるのか、ないのかも明確になります。問題があったとしても改善の余地があるのなら、それはむしろ変化の可能性を示すポジティブな要因ととらえられます。

CASE 04

【経営不振の医療法人のM&A】Badケース
いっさいの妥協ができなかったため、資産を毀損させてしまった理事長

医師というのは、人の健康を守り、時には命をも救う重大な仕事です。それゆえ、社会的なステータスもあり、人々からの尊敬を集めます。それが病院の理事長ともなれば、なおさらです。

しかし、そのような立場に長く就いていることによって、周囲が意見を言い辛くなり、結果的に裸の王様状態に陥ったり、場合によってはなんでも自分の考えが通るものだと勘違いしてしまう、いわゆる〝ワンマン理事長〟がいるのも事実です。もちろん、ワンマン理事長であっても、高い経営手腕があってトップダウンで病院経営をうまく舵取りできるのであれば、それはそれで良いともいえます。

ところが実際には、高い経営能力があるわけでもなく、しかも周囲の意見に耳を貸さないがゆえに経営の現状を正しく把握できず、病院を危機に陥らせてしまう理事長も少なくありません。

前のＧｏｏｄケースでは、真剣に病院を支えようとする人が理事長の周りに存在し、最終的には理事長がその声に耳を傾けることができたため、最悪の事態は免れることができました。

しかし、理事長の周りにそういう人物がいない、あるいは、いたとしても理事長が最後まで周りの意見を聞き入れることができなければ、最悪の事態まで進んでしまうこともあり得るのです。

M&Aの検討に至る背景

Ｄ病院は、中部地方の某県にある精神科病院でした。病床数は１５０床、売上高は約５億円。根上理事長は、60代後半で、20年ほど前に先代理事長の父親から病院を継いで、２代目理事長に就任していました。

一般的に、精神的な疾病は物理的な変容を伴わず、完治の状態もはっきり分からないことが多いものです。

そのため、精神科はほかの診療科に比べて、患者からの毀誉褒貶が激しく浴びせられる傾向があります。ＳＮＳや掲示板でだれでも簡単に病院への批判を書けるようになってからは、その傾向に拍車がかかっています。

Ｄ病院は、ネット上での評判が良いものではありませんでした。そういった評判のどこまでが真実でどこまでが根拠のない誹謗中傷だったのかは、私たちには分かりません。しかしＤ病院には、看護師などの従業員と理事長との対立があったことは事実でした。理事長が気に入らない看護師には理不尽なほど厳しく当たっていたため、看護師の入れ替わりがかなり激しく、常時不足気味の状況でした。

そういう状況は入院患者さんにはすぐに分かりますので、それがまた悪い評判を生む一因になっていきます。

ネットの評判だけが原因ではないのでしょうが、患者数は減少を続けており、さらにここ

2年ほどは、看護師不足のため人員基準が満たせず、150床の病床をフル稼働させられないような状態にもなってしまいました。

当然、業績は赤字であり、キャッシュフローが逼迫するようになってきます。そこで打開策を求めて、根上理事長は私たちに連絡を取ったのです。

M&Aの方針や譲受先候補の選定

D医療法人の財務状況を確認したところ、キャッシュフローの悪化により現預金が減少し、貸借対照表上、純資産はゼロに近くなっていました。すでに金融機関からは年間売上高にほぼ匹敵する、5億円もの融資を受けており、業績が改善しているならともかく、業績が悪化を続けている状況で追加融資を受けることは不可能です。

D病院を救うためには、早期に資金的援助を含めたサポートをしてくれる譲受先を見つけることが必要であると思われました。

また、業績回復のためには看護師を補って人員基準を満たし、病床をフル稼働させることも必要となります。そのためには人材マネジメントも改善の必要があります。

私たちは当初、同県・近隣県の医療法人など同業界のなかから譲受先を探すことがベターではないかと考えました。看護師の手当てという点では、最もスピーディに対応可能だからです。

ところが、候補探しは難航を極めました。というのも、根上理事長から出される希望条件が非常に厳しかったためです。

その1点目は、理事長が譲渡価額について「最低5億円」を希望したことです。これは現在の売上高とほぼ同額であり、「この地域では病院の新規設立はできないのだから、それくらいのプレミアムの価値はあるだろう」というのが理事長の言い分です。しかし、どのような計算をしてもこの金額は高過ぎると思われました。

ちなみに、根上理事長と同様に、病院の新規設立が難しいということを理由に、その価値を非常に高く見積もって考えている理事長は、意外と多くいらっしゃるようです。確かに、その点は一定のプレミアムの根拠になります。

しかし、譲受側にとってM＆Aは地域貢献を前提としながらもビジネスの側面もありますから、そのプレミアム部分に経済的な合理性から外れるほどの高額が提示されれば、譲受先が見つかる可能性は低くなります。

もちろん、M＆Aは相対取引ですから、双方が納得さえすればどんな金額でも交渉が成立する可能性はあります。何年もの時間をかけて探索を続ければ希望の金額で譲り受けてくれる相手が見つかるかもしれません。

しかし問題は、D病院の財務状況ではそんな悠長なことをいっている余裕がないということです。「現状のままでは、1年〜1年半後に経営が完全に立ち行かなくなる」というのが、そのときの私たちの見立てでした。

厳しい条件の2点目は、根上理事長が、自分が働けなくなるまで、つまり生涯、理事長の地位に残留できることを希望したことです。

「自分が死んだら、その後は譲受側が病院を好きにしていい。しかし自分が生きている間は、自分が理事長として経営をする」というわけです。これも譲受側には受け入れにくい条件です。

そして最後に、やや細かなことですが、病院経営に関する資料の多くが散逸してしまっており、一般的にM&Aにおいて譲受側が求める資料の多くが存在しない、という問題もありました。資料の再作成は可能ですが、残された時間が少ないなか、当面は詳細資料がないままで話を進めなければならないというのも、厳しい条件です。

業績が極めて厳しく追加融資すら受けられないような状況で、この条件はかなりハードルが高いということを、私たちは根上理事長に丁寧に説明しました。しかし、まったく譲るつもりはないの一点張りです。

それでも、近隣エリアの医療機関を中心に30先以上の譲受先候補に当たって協議したところ、唯一、投資ファンドであるQ社に興味をもっていただけました。

譲受側との交渉における主な論点

実際のQ社との交渉段階になっても、根上理事長は条件をほとんど変えませんでした。

①　譲渡価額は5億円

根上理事長は「ファンドなら、資金に余裕があるだろうから、ぜひ5億円出してほしい」と主張しました。

しかし、当たり前のことですが、譲受側の資金の多寡と、D病院の価値との間にはなんの関係もありません。Q社は、5億円の債務を承継することなどから、譲渡価額は上限でも3

億円で、現在不足していて準備中の資料の内容によってはそれよりも下がる可能性があると主張しました。

②理事長の地位の継続

根上理事長は、今までどおり、理事長を続けることを主張しました。

一般的にいえば、理事長の残留希望は、一概に悪いことだとはいえません。しかし、D病院の場合は、現在の窮状を招いたのは、理事長の病院経営失敗によるところが大です。仮に残留を認めるとしても、経営のどこをどう変えていくのか、明確な改善プランを提示してもらうこと、また、早期に経営改善の結果が出せないのであれば、経営責任を取って辞任をしていただくことを、Q社は主張しました。

③従業員（看護師）の補充について

理事長は早期の看護師の補充を求めました。それに対してQ社は、補充にはもちろん尽力するが、そもそもこれまでの定着率が非常に低いことが問題であり、その点を改善しなければ今後も人員不足は解消しないため、人材マネジメントの具体的な改善を理事長に求めました。

結果

このように、いくつもの論点において、譲渡側と譲受側の主張に隔たりが大きく、結局Ｍ＆Ａは成立しませんでした。Ｑ社以外に交渉のテーブルにつこうとする譲受先候補は現れず、それから約1年後、Ｄ医療法人は経営破綻。病院は閉鎖されました。

アドバイザーから見た事例のポイント

ＧｏｏｄケースのＣ病院と、本事例のＤ病院は、業績や財務の悪化という点では似たような状況でした。ところが、Ｃ病院はＭ＆Ａ成立で経営再建に成功し、Ｄ病院はＭ＆Ａが破談してしまいました。この違いはどこにあったのでしょうか？

もちろん、破談の直接の要因は、根上理事長が譲渡価額や理事長の地位などの条件にこだわりまったく譲歩しなかったことや、再建までの時間が限られていたことなどですが、それは結果に過ぎません。

根本的な原因は、根上理事長が医療法人のおかれた現状を正しく認識できなかったため、ということに尽きると思われます。

C病院では病院の状況を正しく把握していた事務長の献身により、理事長も最後は状況を正確に認識することができました。それに対して、アドバイスをしてくれる側近もいなかった根上理事長は、実際に経営が破綻するまで、自分がおかれた状況を正確に理解していなかったのでしょう。

そして、正しい現状認識が阻まれたのは、「病院はつぶれないはず」「この地域では病院を新設することはできないのだから、プレミアムな高い価値があるはず」という、誤った常識、いわば〝神話〟にとらわれてしまったためという部分もあったように思えます。

CASE 05

【理事長の事業意欲が減退した場合のM&A】 Goodケース
医療への意欲はあるが経営者には向かない理事長の変化

大きな環境変化に見舞われ将来が不透明な現代の医療業界で、病院経営者として組織を指揮していくためには、高い経営意欲が必要です。

もし理事長の経営意欲が失われてしまったのなら、そのまま経営を続けるよりも適切な相手に病院経営を譲り渡すほうが、経営者ご本人やご家族、病院スタッフや患者さんなど、すべての関係者にとって幸せな結果をもたらすことが少なくありません。

また、役割や立場を変えることによって、理事長ご本人の気持ちにも変化が生じ、新たな姿勢で仕事に取り組めるようになることもあり得ます。

M&Aの検討に至る背景

E医療法人が経営しているE病院は、中部地方の都市部にある40床の小さな整形外科病院です。先代の山下理事長は、スポーツ整形外科医として高い技術をもち、遠方からも患者が訪れ、病院経営者としても成功といっていい状態を維持していました。先代理事長は、さらに事業を拡大しようと、E医療法人において入居者100人ほどの老健の事業を新たに開始しました。

ところが、そのオープンからわずか1カ月後に、過労がたたったのか、先代理事長はくも膜下出血で倒れ、そのまま帰らぬ人になってしまいました。それが、10年ほど前のことです。

先代の山下理事長には、長男の史郎氏と長女の康子氏がいました。山下史郎氏は、関西地方の別の病院で勤務医として働いていましたが、父の死後に地元に戻ってE医療法人の理事長に就きました。一方、長女の康子氏は医師の資格はもっておらず、先代が存命していた時代からE病院で経理の仕事をしています。

先代の息子である山下史郎氏が理事長になってから、E病院の業績は徐々に悪化していきました。E病院の強みは先代の高い医療技術でしたが、それが失われたことも一因です。また、山下理事長は、開設されて間もない老健の経営にはまったく関心を示さず、完全に現場任せで、なんらの方針も示せませんでした。

最初のうちは2人の勤務医や妹の康子氏がサポートして、なんとか新理事長に病院と老健の経営の舵取りをしてもらおうと努力していました。しかし、山下理事長は、医師としての診療意欲は高かったものの、どちらかといえば対人関係が苦手で、リーダーシップとはほど遠い性格でした。自分でも経営への苦手意識があったようで、積極的に経営に関与しようとする意欲がもてないでいました。そのため、周囲の人たちの尽力にもかかわらず経営悪化に歯止めがかからなかったのです。

経理担当として財務諸表を見ていた康子氏はどうにかならないかと思案し、理事交代から5年目、維持コストがかかる病床を返上して病床をもたない診療所に再編してはどうかと提案しました。山下理事長はそれを受け入れ、勤務医には辞めてもらい、自分だけが診察をする診療所として医療業務を大幅に縮小したのです。

一方、老健のほうは、オープン当初から担当している現場の施設長が有能な人物だったため、ほぼ施設長に経営を丸投げして、赤字にはならない程度に経営は回っていましたが、高い利益を出せるほどではありませんでした。

そんな状況が3年ほど続いていたあるとき、康子氏が体調を崩し、仕事を辞めなければならないこととなりました。康子氏は、自分がいなくなったあとのE医療法人と山下理事長の先行きを心配して、私たちのところに相談に見えたのです。

M&Aの方針や譲受先候補の選定

康子氏から話をうかがった私たちは、山下理事長とも話し合いを重ねました。山下理事長は、「自分は経営者には向かないと分かっているが、医療法人は父が遺してくれたものであり、妹の支えもあったので、なんとか続けてきた。しかし、妹が仕事を続けられないのであれば、もう法人は手放してもいい」とおっしゃいます。ただし、老健は地域に受け入れられて入居者にも喜ばれている施設だから、できればそのまま残したいということでした。

そこで私たちは、診療所は廃止することとし、E老健を残した医療法人をM&Aで譲渡するスキームを提案、山下理事長と康子氏の同意を得ました。

E老健は、都市部の中心に近い良い場所にあり、黒字経営を続けていることから、医療機関や事業会社など、何先もの譲受先候補が集まりました。

そのなかから、ここ数年、中部エリアを中心に介護事業で高い成長を遂げている株式会社R社との交渉を進めることにしました。

R社は自社で培ってきた介護事業のノウハウを老健にも流用することで、その事業価値を高められること、また、将来的に川上の医療事業に進出することによってグループ全体でのシナジーを生めることなどを強調しました。

譲受側との交渉における主な論点

Ｒ社は、それまでは介護事業に特化しており、医療法人を譲り受けるのは初めてであるため、現状では医師を雇用できるネットワークがありません。そのため、譲受後の医療法人の理事長として、当面山下理事長がそのまま残留することが求められました。

山下理事長は、経営者として医療法人にかかわるつもりはなかったため、当初この条件に難色を示しましたが、経営実務はＲ社の人間が盤石な支援体制を約束するという確約が得られたため、この条件を受け入れました。

以前は、診療の経営が芳しくなかったため、山下理事長の役員報酬はほとんどないような状況でしたが、Ｒ社からは理事長に対して相応の報酬が支払われることになるので、悪い条件ではありません。Ｅ医療法人としての利益は少なかったものの、都市部にある老健の不動産などがあったため時価純資産には一定の厚みがあり、山下理事長や康子氏にとって満足できる譲渡価額で交渉がまとまりました。

結果

E老健は、M&A前の想定どおり、R社の介護ノウハウを採り入れることにより、業績が向上しました。利用者からも好評を得ています。そして、1年後、R社はさらに別の医療法人から老健を譲り受けて事業を拡大し、さらにそれから1年後には、近隣のクリニックを譲り受け訪問診療事業も行うなど、医療分野への進出も果たしました。その際に、大いに力になったのが山下理事長でした。

当初、山下理事長は「名前だけ」のような位置付けで医療法人の理事長職に就いていましたが、R社から医療法人に派遣されてきた経営知識が豊富で意欲も高い役員たちと交流を重ねたことなどから、以前とは別人のように業務意欲が向上し、自らのネットワークを使って若い医師を探してリクルーティングをするなど、訪問診療事業開始の際には、大きな力を発揮しました。

アドバイザーから見た事例のポイント

山下理事長が医療法人格の所有や診療所の存続にはこだわらず、地域ニーズの高い老健事業を残そうと決断したことがポイントとなりました。

立地や事業内容など、高い業績を上げるポテンシャルをもちながら、理事長の経営意欲減退によって業績が低迷している医療機関は、意外とたくさんあります。そういうとき、理事長が医療法人のオーナーという立場を離れてみることによって、医療機関にとっても、理事長自身にとっても良い結果がもたらされることがあります。

CASE 06

【理事長の事業意欲が減退した場合のM&A】Badケース

最愛の妻の死をきっかけに意欲を失った理事長。さまざまな手を打つも、結局廃院に

経営者としての責務をしっかりと果たしてきた理事長であっても、大きな衝撃や失意を感じる出来事に見舞われたとき、一時的に経営への意欲が減退してしまうことはあり得ます。

時には、その失意から立ち直れず、経営者としての役割を完全に果たせなくなってしまうこともなくはないのです。

もしそんなことになったら、ご自身のみならず多くの人に影響を与えてしまいます。今は好調に経営を続けている方でも、いつそんな状態に陥ってしまうかは分かりません。そうなったときの心構えを本事例から学んでいただきたいと思います。

M&Aの検討に至る背景

F内科病院は、九州の某県の都市部にありました。30床の医療療養病床をもつ小さな内科病院で、地元住民からの評判は悪くありませんでしたが、度重なる診療報酬改定と、経営規模が小さいことによる効率の低さなどから、業績はなんとか赤字にならない程度の状況でした。

65歳になる理事長の村井俊一氏は2代目で、約20年前に父親からF医療法人を引き継いでいます。村井理事長には、一人息子の村井彰氏がいましたが、彰氏は東京の医大を卒業後、そのまま東京で勤務医となり、3年ほど前に東京で精神科のクリニックを開業しました。

彰氏からクリニックの開業について相談を受けたとき、村井理事長は、「地元に戻ってきて、いずれは自分の病院の後を継いでくれないか」と彰氏に伝えましたが、はっきりと断られました。それは、子どもを東京の私立学校に通わせたいという彰氏の妻の強い要望があったためです。また、彰氏自身も、東京での暮らしになじんでいたことや、診療科が異なるF内科病院を経営することに自信がもてないことなどから、東京で開業することを選んだのでした。

村井理事長は落胆しましたが、強制するわけにもいきません。自分もまだ10年以上は働くつもりだし、孫（彰氏の子）が大学を卒業して自立すれば、そのときには彰氏の気が変わるかもしれないので、しばらく待ってみようと考えたのです。

ところが、1年ほど前、村井理事長の妻の裕江氏にガンが発見されました。ステージ4に進行しており、手術はしたものの、担当医からは5年生存率は10％程度と告げられました。村井理事長は病院の運営は勤務医のA氏にほぼ任せて、献身的に妻の介護に当たりました。しかし、懸命の治療のかいなく10カ月後に裕江氏は他界してしまいました。それを機に村井理事長は抑うつ症状に陥り、仕事への意欲を失ってしまったのです。病院経営はもちろん、医師としての診療業務もできない状態になってしまいました。

F内科病院は、村井理事長以外の勤務医で運営しています。勤務医の2人はもちろんのこと、A氏も病院経営に関わるつもりはまったくありません。逆に、先行き不安を感じて病院を辞めたいと言いだしたのです。

一方、東京でクリニックを開院したばかりの彰氏も、急に九州に戻ることはできません。その状況をどうするべきか、彰氏から私たちに相談があったのです。

M&Aの方針や譲受先候補の選定

A医師は遅くても半年後には退職するという意思を固めており、引き留めることは難しそうでした。A医師がいなくなったら、2人の勤務医だけではどうしようもありません。

彰氏は当初、自分がF医療法人の出資持分を譲り受けて理事長に就任し、別の医師を雇用して、当面その人物に病院を任せることを考えました。そして、今中学生の子どもが大学を卒業したら、自分だけでも九州に戻って病院を引き継ぐという案です。

ところが、地方の小さな町にあるF病院で働いてくれる医師は急には見つかりません。A医師も、彰氏もそれぞれの医局のつてを使って探してみましたが、医局の人事は年度スケジュールが決まっており、1~2年後ならともかく、今すぐ働いてくれる医師は見つかりそうにありませんでした。

そこで次に、医療法人そのものを譲渡するM&Aが検討されました。私たちが譲受先を探し、2先候補があったのですが、いずれも理事長が実質的に不在のままでの譲り受けであることや、半年後までに契約、譲渡が必要という部分でタイミングが合わず、合意には至りませんでした。

結果

医師を探してきての継続も、譲渡も難しいということで、最終的には廃院にして医療法人を解散することとなりました。

病院が建っていた土地は村井理事長個人の所有であったため、不動産デベロッパーに売却し、建物は取り壊されました。土地は先代理事長（村井氏の父）が若いときに安価で取得したものでしたが、町の中心部でまとまった広さの土地だったため、相応の高額で売却でき、廃院に関わる費用を差し引いても村井理事長にはある程度の資産が残りました。

しかし、地元の病院が一つ失われてしまったことは、住民にとっては大きな損失です。なんらかの形でも医療機関が残せなかったという点では、失敗と考えられる事例でした。

その後、彰氏は父に、東京に来て一緒に暮らしてはどうかと誘いましたが、村井氏は妻との思い出が残る九州の土地で余生を終えたいと述べ、今も一人で暮らしています。

アドバイザーから見た事例のポイント

本事例では、理事長が経営意欲を喪失したのが突然であったため、医療法人の承継対策にかけられる時間があまりにも少なかったことが、廃院という結果に結びついてしまいました。

その点では不慮の事態といえなくもないのですが、一方では、息子の彰氏が東京にクリニックを開業し、F内科病院の後を継がないことがほぼ確実になった時点で、村井理事長がなんらかの病院承継対策に取り組んでいれば、結果はまったく違ったものになったはずです。たとえば、A氏を後継者としたいのならば、きちんと話をして出資持分を譲渡するなどしておく、あるいは、院外に承継者を求めるならM&Aの準備を少しでも進めておくなどです。

今、自分が元気に経営をしている理事長は、「しばらくはこのままで大丈夫。いざとなったらそのとき考えよう」と思ってしまいがちです。しかし、備えられる部分にはなるべく早期に備えておくことが、先々の心配をなくす経営リスクの管理になるのです。

CASE 07

【事業の選択と集中のためのM&A】Goodケース

好調だったからこそＭ＆Ａで切り離せた介護事業

複数医療機関、複数事業を営む医療法人が、法人そのものを譲渡するのではなく、特定の病院や事業だけを切り離して譲渡したいケースがあります。このように一部の事業だけを切り離してＭ&Ａする際には、一般的には「事業譲渡」というスキームが使われます。

事業譲渡の多くは、資金や人員などの経営資源をコアの病院事業に集中したい、いわゆる「選択と集中」と呼ばれる経営戦略上の判断によります。

ただし、事業譲渡のスキームは、これまでの事例のような医療法人の持分譲渡のそれとはまったく異なるものです。行政手続や各種契約のまき直しなど煩雑なプロセスが必要で、一般的に実行のハードルは医療法人譲渡よりも高いものになります。

本事例は、マッチングが非常にうまくいき、譲渡側、譲受側双方にとってメリットが大きかった事業譲渡のケースです。

M&Aの検討に至る背景

関東地方の古くからの宿場町で、G医療法人はG耳鼻咽喉科診療所とG老健を運営していました。G医療法人は、理事長の工藤氏以外には、親族が2人、社員兼理事に就いているだけの小さな法人で、診療所も医師は工藤氏だけで、あとは数人の看護師がいるだけの小さな施設です。

もともとこの街の出身である工藤氏が耳鼻咽喉科診療所を開いたのは25年ほど前でした。それから約10年後、行政から、同地域で老健の開設話が降りてきて経営を担う医療法人が公募されました。G診療所は耳鼻咽喉科なので、老健の事業との関連性は比較的薄いのですが、戦前から代々この地域で暮らしてきた工藤理事長が、地元のためになるならと手を挙げ、運営に乗り出すことになったのです。

老健の設立当初は運営ノウハウがなかったため苦労しましたが、努力して経営を続けていった結果、入居者100人の施設は、地元での評判も良く高い稼働率を保っています。現在の経営はほぼ現場の責任者に任せており、工藤氏は計数管理をしている程度です。

工藤氏は60歳になったばかりで、医師としてはまだリタイアを考える年齢ではありません。しかし診療所と老健の両方を管理していくことは、だんだんしんどくなってきました。

また、現在は健康ですが、年齢的にいつ病を患ってもおかしくはありません。もし自分に万一のことがあったら、親族内に自分しか医師がいない医療法人がどうなってしまうのか、特に、１００人もの入居者がいる老健のことが心配になってきました。

「地元に根付いて多くの人に利用されるようになったこの施設が、もし自分の生とともに終わってしまうようなことになったら、それは理不尽だ。早いうちに、組織力のある法人などに経営を譲り渡して、将来も継続的に運営を続けてもらうようにするのが地元のためだ」

地元を想う気持ちの強い工藤理事長は、そう考えました。

一方で診療所のほうは当面、自分が医師として経営を続けていくつもりです。そこで、老健だけをだれかに譲る良い方法はないだろうかと、私たちにご相談をいただいたのです。

M&Aの方針や譲受先候補の選定

今回、医療法人と診療所は残しながら、老健事業だけを譲渡するため、事業譲渡によるM&Aのスキームを採ることにしました。第2章でも説明しましたが、行政の理解を得たうえで、譲渡側での事業の廃止→譲受側での新規許認可というプロセスが必要となるため、やるべきことが多く複雑です。

老健施設は行政が各地域の施設数を調整しています。事業譲渡の場合はマイナス1とプラス1で、プラスマイナス0になりますが、行政を巻き込んだ話し合いが必要となります。地域の需要がない場合や、継続性に疑問がある譲渡ではそれも難しくなります。

G老健は高い稼働率を維持しており利用者の需要という点では問題ありませんが、譲渡後の経営主体の継続性も、一定の担保しなければなりません。そのためには、まず地域の医療連携を実現可能な医療法人であることが望まれます。また、継続的に経営を続けていくには、一定の資本力や経営力のあることも求められます。さらに、老健の運営は医療法人にしか認められていないので、一般事業会社やファンドは直接譲受先となれません。

つまり、

①近隣エリアに病院等の施設をもち、②一定の資本力、経営力をもつ、③医療法人という条件をすべてクリアできる譲受先でなければならず、相当にマッチングが限定されます。しかし、意外なところから譲受先を見つけることができました。

老健は、病院に入院していた高齢者が退院後に入居して、在宅での生活に復帰できるまで支援する施設です。いわば老健の川上は病院になるわけですが、G老健においては入居者の約7割が紹介されてきている、主要な送り元は、車で5分ほどの場所にあったT病院でした。これには場所が近いという理由もありましたが、G老健のしっかりした運営内容がT病院の医師から評価されているという面もありました。

私たちは、譲受先を探索しているなかで、Ｔ病院が自前で老健を新設する計画があったものの諸般の事情で頓挫したという情報を得ました。

そこでＴ病院の理事長にアプローチをしたところ、まさに渡りに舟とばかりに、Ｇ老健の譲り受けを前向きに検討していただけることとなったのです。

工藤理事長も、Ｔ病院なら安心して任せられると喜びました。

一方、行政の理解のほうですが、Ｔ病院はもともと、Ｇ老健の主要連携先となっているのですから①の点は問題ありません。また、Ｔ病院は売上高１００億円を超える大きな総合病院で、高い経営管理能力があるため②、③の点もクリアしています。行政への説明の際にも、Ｔ病院とＧ老健の経営統合はむしろ望ましいといった雰囲気で、まったく問題はなさそうでした。

譲受側との交渉における主な論点

基本的に、両者ともに相手に対して異存はありません。条件面での交渉で主な議題になったのは次の2点でした。

1点目は譲渡価額です。

もともと工藤理事長の目的は、自分の死後も含めたG老健の継続であるので、譲渡金額に強くこだわる気持ちはおもちではありません。T病院のほうも、以前から望んでいた老健を入手できる機会なので、安く譲り受けようという意図はありません。

しかし、やはりデューデリジェンスを進めていくと、施設設備が古いため改修費用が必要で、これをどちらが負担するのかといった細かい論点は出てきます。

今回は、互いに同地域で医業を営む者同士なので、今後も地域のさまざまな会合などで、同席したり、顔を合わせたりする機会もあるでしょう。狭い地元で、変な噂が広がって、あとからあれこれと言われることも困ります。そういう心配が出てくるため、互いになかなかホンネのところで話せず、話が進みにくい面がありました。最終的に合意したわけですが、これは「カネのため」とドライに割り切ったM&Aではないがゆえの課題でした。

もう1点は従業員の処遇についてです。

事業譲渡スキームでは、いったん事業を廃止しますので、その時点で従業員は退職となり、譲受側に新たに雇用されるというプロセスを踏みます。当然ながら、待遇、条件などがどうなるのか、従業員は心配します。

その点で、現在のT病院での従業員に対する処遇と同等の処遇で扱うことで、合意を得ました。個人経営に近い小さな規模だったG医療法人よりも、地元でも有名な総合病院を抱えるT医療法人のほうが全般的に待遇条件は良かったため従業員も安心でき、すべての従業員がそのまま新しい雇用契約へと移行しました。

もし従業員の多くが再雇用契約に応じてくれない場合、スタッフ確保に手間がかかり、入居者へのサービス低下の恐れもあります。早過ぎず遅過ぎず最適なタイミングで、従業員にしっかりと説明をして納得を得ることは、事業譲渡の場合は非常に重要です。

結　果

事業主体の変更によるG老健の入居者への影響ですが、サービス内容などで変わる部分がないことをしっかり説明し、また日々接するスタッフも全員が再雇用になって変更がなかったことなどから、トラブルなどはまったく生じませんでした。

経営的に見ると、もともと7割以上の利用者が送られてきた病院と老健が経営統合したことにより、より密な連携を取ることができ、双方にとってシナジーが生まれることとなりました。

たとえば、人員の交流制度が設けられ、病院スタッフが一定期間老健の仕事をしたり、逆に老健のスタッフが病院で研修を受けたりすることにより、双方のスタッフの質も向上し、それが入居者サービス品質の向上にもつながりつつあります。

アドバイザーから見た事例のポイント

事業譲渡においては、行政の理解という点が絶対に欠かせません。その点で、譲渡側の近隣で連携を強められる譲受側が見つけられたことが、なによりの成功要因だったでしょう。

また、譲渡側は耳鼻咽喉科の診療所、譲受側は大きな総合病院ということで、両者が直接競合する関係ではなかったという点も、話がまとまりやすいポイントでした。もし仮に両者が同規模、同内容の病院同士だったら、もう少し難しかったかもしれません。

さらに、工藤理事長の目的が「自分の死後も老健を継続させたい」という点で明確だったことも、条件面での合意がしやすかったという点で成功要因です。

本事例では、ある程度幸運もあって、スムーズな事業譲渡が可能になりました。しかし、一般的には、事業譲渡は医療法人の譲渡よりもプロセスが複雑になります。そのため、事業譲渡を検討する場合は、その経験が豊富なアドバイザーに早めに相談して、密に連絡を取りながらプロセスを詰めていくことがポイントです。

CASE 08

【事業の選択と集中のためのM&A】Badケース
スタッフを大切にする理念にこだわり続けたための失敗

経営状態の低迷を打破するために、大胆な改革をしようとするなら、どこかに「痛み」が生じる可能性があります。それはたとえば、理事長の経済的負担だったり、病院スタッフの労力的負担だったりとさまざまです。

できるだけ時間をかけながらソフトランディングできればいいのですが、そのためには、なにを重視して、なにを諦めるのか、理事長に経営上の選択が求められます。

M&Aの検討に至る背景

40床のベッドをもつ整形外科H病院の森理事長は、まだ52歳の若さでした。約10年前に、M&AでH医療法人の出資持分を譲り受けて理事長に就任しています。かつてのM&A当時のH病院は業績がやや悪く、利益ゼロ程度の水準でした。

森理事長の就任後、慢性期病院としての機能は残したまま非効率部分を改めていく地道な経営改革が進められ、少しずつ収益も改善されてきました。

森理事長は、スタッフが充実して働けるからこそ、患者にも質のいい医療サービスが提供できるという理念のもと、地域への医療貢献とともに、勤務医や看護師など人材への厚遇をポリシーとしていました。

収益面では、診療報酬改定により、慢性期病床に関わる診療報酬の引き下げが続いたことから、ここ数年は、稼働率はほぼ横ばいで維持しているものの、利益幅は減少が続いています。

利益の減少に加えて、森理事長を悩ませていたのが病院建物の老朽化です。森理事長が譲り受けた段階からかなり古く、旧耐震基準で、耐震補強もなされていませんでした。そこで耐震補強をするか、それともいっそ建て替えて最新建築にするか、経営判断が迫られていました。

建物の構造体の耐震補強は可能であるものの、さまざまな面での老朽化は避けられず、集患の点からも、できれば建て替えたほうがよいと思われました。しかし、利益が減少しているなかで、多額の債務を背負ってまで建て替えるのはリスクが大きいのではないかとも感じられます。

その点も含め、病院の将来をどうしていくのがよいのか、私たちにご相談があったのです。

M&Aの方針や譲受先候補の選定

そもそも、40床程度の小規模病院、しかも慢性期病院となるとどうしても経営効率が悪く、利益は出しにくくなります。そこで、考えられる方向性としては、

①病床機能を収益性の高い病床機能に転換して経営を続ける
②病床機能を廃止して、診療所として経営を続ける
③病院事業を事業譲渡し、診療所として経営を続ける
④近隣の大規模病院に医療法人を譲渡して、その一員として経営効率化を図る

などが考えられます。

①については、経営者にもスタッフにもノウハウがなければ、一朝一夕では実現できません。急性期や回復期に経験の豊富な医師や看護師の雇用が必要になるでしょう。

②は、スタッフを大幅に減らさなければならないという問題があります。また、現在の患者さんの受け入れ先を探すなど、時間もかかります。

③は、成功事例で見た方法です。選択肢にはなりますが、事業譲渡は相手が限定され、見つからない可能性や行政の理解に時間がかかる可能性もあります。

④は、最も一般的な病院M＆Aですが、H病院の場合、老朽化した建物の再建築が必要であり譲渡価額面の懸念が生じます。また、森理事長自身の処遇の問題もあります。森理事長はまだ若く、これからも医療従事を続けたいと考えていますが、そのまま医師として勤務できるかどうかは、相手次第です。

いずれの方法も一長一短があり、なにを優先事項とするかによって、方針が変わってきます。

森理事長は、なるべく現在のスタッフがそのまま残れる方法を採りたいという意向があり、④のM＆Aを追求することにしました。

譲受先候補として、同県内で２００床の整形外科病院を経営しているU医療法人が挙がりました。

譲受側との交渉における主な論点

U医療法人は、高度な施術例を多くもち、患者数も売上も伸びている病院でした。そこで病床規模拡大のために、県内でのM&Aを検討していたのです。

交渉の中心的な論点は、以下の2点になりました。

①病床機能転換とスタッフの処遇

U医療法人が求めているのは、回復期の病床でした。もし譲り受けをするのなら、現在の慢性期病床を回復期に変更することが、交渉の条件になりました。

慢性期病床と回復期病床とでは、スタッフの業務内容や体制は違います。慢性期病床の経験しかないH病院のスタッフには負担がかかることは間違いありません。

U医療法人はスタッフの処遇、待遇は現在どおり継続するといいましたが、慣れない業務に変更となれば、続けていけなくなるスタッフもいるでしょう。森理事長にはそれが大きな懸念となりました。

②譲渡価額

これは予想されたことですが、近い将来、病院の建物の建て替えは必須になるということで、その分が評価からマイナスされて、譲り受け希望価額は森理事長の希望よりもかなり低い金額だと想定されました。

森理事長は、病院が建っている土地（医療法人保有）の含み益がかなり高くなっているという点を主張し、それと建て替え費用が相殺できるのではないかと主張しました。しかし、含み益はその土地を譲らなければ現実化できません。その土地で病院を続けていく以上は、いくら含み益があっても現金化できないのです。一方、建て替え費用はキャッシュで支払う必要があり、同列には並べられません。

結局、その2点がボトルネックになって交渉は合意に至らず、M&Aは破談で終わりました。

結果

結局、森理事長は、とりあえず建物に耐震補強のみを実施し従前どおりの経営を続けることを選びました。

現在でも、Ｈ病院はそのまま存続しています。しかし建物、設備の老朽化が集患に悪影響を及ぼすようになり、稼働率も減少傾向に転じ、厳しい経営状態が続いています。

アドバイザーから見た事例のポイント

理事長が、病院経営を続けていくうえでは、さまざまな理念や目標があるはずです。地域医療に貢献したい、スタッフを幸せにしたい、高い経済的な利益を得たい、等々。しかし、経営環境が変わるなかで、そのすべてを同時に実現していくことは、至難の業です。

なにを最優先の事項と考えるのかによって、経営の舵取りは変わります。森理事長は、ある意味でスタッフの幸せという理念を最優先の事項と考え、その点に強くこだわったためにＭ＆Ａは破談となりました。Ｍ＆Ａとしては失敗の事例ということになりますが、それが良かったのか、悪かったのかは、今のところ判断できません。

CASE 09

【ファンドが譲受側となるM&A】Goodケース

ファンドだからこそ実現できた、現在の運営体制を変えないままでの理事長のリタイア

病院M＆Aの譲受側となるのは、医療法人や事業会社に加えて、近年存在感を増しているファンドの場合もあります。これらの譲受主体にはそれぞれ異なる特徴があるため、譲渡側病院の状況や、譲渡側が想定するM＆Aの目的に応じて最適な譲受先とのマッチングを提案することも、M＆Aアドバイザーの重要な役割です。

本事例は、当初の聞き取りからファンドを提案したことにより、関係者のすべてが満足できるM＆Aが実現できたケースです。

また、本事例のもう一つの特徴として、医療法人のステークホルダー（出資者、社員、理事）の数が非常に多く、その数は10名を超えていたことが挙げられます。一般的に、ステークホルダーが多ければ多いほど、利害や要望の関係が複雑になり、M＆Aを成立させること

は困難になりますが、それを解決できたのも、ファンドを使ったスキームだからこそという面がありました。

ファンドによるM＆Aというと、ネガティブな印象をもたれる理事長もいらっしゃるかもしれませんが、M＆Aの目的に合致していれば、医療法人や事業会社が譲り受けるよりも良い結果となる場合があることを、本事例を通じて理解してください。

M＆Aの検討に至る背景

I医療法人は、関西の大都市部で、約60床の急性期病棟をもつI病院と健診センターを運営していました。I病院は規模こそさほど大きくはありませんが、内科、特に消化器系の診療では古くから定評があり、近隣エリア内で確固とした地位を築いています。売上は直近で30億円、利益は約2億円と、経営状態も優良でした。

同院の矢部理事長は、先代理事長の息子です。以前は関東地方の大学病院で勤務医をしていましたが、10年ほど前に先代理事長が亡くなったあと、一人息子であったことから地元に戻り、跡継ぎとして理事長に就任したのです。

しかし、もともと大学に残って研究を続けていた学究肌の矢部氏にとって、理事長としての病院経営の仕事は肌に合わない部分も多くありました。これまでのI病院の経営業績は好調ですが、医療業界は変化に見舞われており、ここから将来はどうなるか分かりません。周りにサポートされながら理事長を続けているものの、あまり経営に向いているとは思えない自分が、この先もずっと理事長として経営責任を負わなければならないかと思うと、矢部理事長は大きなストレスを感じるようになってきました。

矢部理事長が「自分は経営の仕事に向かない」と言いつつ、I病院の業績が好調を続けていたのは、優秀なスタッフに恵まれていたためです。

まず、院長は、先代理事長の時代から勤めている別の医師が担っています。院長だけではなく、事務部長、看護師長など、経営管理の中枢メンバーはいずれも先代理事長時代から勤務しているベテランで、全員が矢部氏よりも年長でした。なかでも事務部長は勤続40年近くで、矢部氏が小学生の頃から勤務している、I病院の生き字引のような存在です。

そういう古参メンバーたちが病院の経営や現場管理の中核をしっかり担っていたので、矢部氏がさほど高い経営能力を発揮せずとも、順調に経営が回っているという面がありました。しかしそのことは、矢部氏が理事長でありながら、いつまで経っても周りに頭が上がらず、気を使わなければならないということも意味していました。その状況も、矢部氏にとってストレスだと感じられるようになっていました。

もう一つ、矢部理事長が懸念を感じていたのは相続問題です。矢部氏は父である先代理事長から医療法人の持分の９割に当たる部分を相続しました。医療法人は当時から業績が好調で純資産が多く、また先代の個人資産もあったため、相続税は莫大な金額になりました。

矢部氏が自分は理事長に向かないと感じつつ、それでも10年は続けてきたのは、せっかく多額の相続税を払って承継したのだから、という気持ちもあったのです。しかし、次に自分の相続のときには、子どもたちに同じような苦労をさせたくない、という気持ちが強くなってきました。

そういったもろもろの事情から、矢部理事長は早期のリタイアを考えるようになり、私たちに相談をいただくことになったのです。

Ｍ＆Ａの方針や譲受先候補の選定

矢部理事長は相応の対価を得ての早期リタイアを望んでいました。そのためには、Ｍ＆Ａでの譲渡が定石ですが、そこに大きなハードルがありました。

それは利害関係者、いわゆるステークホルダーが非常に多かったことです。矢部理事長はＩ医療法人の出資持分の９割を所有していましたが、残りの１割を、なんと14人もの人たちが分け合って所有していたのです。しかも、そのうち矢部氏の親族は4人だけで、残りの10人は、院長、事務部長などの病院スタッフです。これは、先代理事長が、主要スタッフの病院経営への参加意識と、モチベーション向上を図って、出資持分の一部を譲渡していたためです。実際、I病院の主要スタッフの経営参加意識やモチベーションは高かったので、先代の意図どおりの成果は表れていたといえます。

しかし、まさにそれゆえにこそ、M&Aで他者に経営権を譲渡することに対して大きな反発が生じるであろうことは容易に予想されました。

通常、M&Aにおいて医療法人の持分は、100%譲渡が大原則です。1%でも譲渡不可能な部分があるとのちのちのトラブル要因になるため、譲受側は非常に嫌がります。そのため、14人の出資者の全員にM&Aについて納得してもらい、出資持分を譲渡してもらう必要があります。

私たちはまず4人の親族出資者と話をしましたが、こちらは比較的すんなりと納得してもらえました。

問題は非親族の病院スタッフです。私たちは10人のスタッフのうち、特に影響力の大きい院長と事務部長、看護師長の3人の説得に当たりました。その3人が納得すればその部下などほかのメンバーはそれに従うと思われたためです。

予想どおり、主要メンバーの３人はＭ＆Ａに大反対でした。その主張は以下の３点です。

①現状で病院経営は順調に回っているのに、なぜ経営者を代えなければならないのか。その必要はない

②長い歴史をもち、地域の医療業界でも一定の地位にある当院が、ほかの病院や事業会社の傘下に入るなどプライドが許さないし、実際上のメリットもない

③現在、自分たちがある程度決定権をもって病院運営に深く関与していることを含め、待遇や処遇の不利益変更は認められない

いずれも、客観的に見て首肯できる部分のある主張です。

もともと、本件は矢部理事長の「もう辞めたい」という個人的な思いから発した案件です。そのため、矢部理事長とほかのスタッフとの利害が一致しないのは当然といえば当然なのです。かといって、すでに過大なストレスを抱えていると訴えている理事長に、まだ続けなさいということも酷な話です。

そこで、私たちから提案したのは、投資ファンドのＶ社に入ってもらうことで両者の橋渡しをしつつ、本質的な事業承継の決定を繰り延べるというスキームでした。

譲受側との交渉における主な論点

今回の事例では、矢部理事長と主要スタッフ（院長をはじめとした出資持分をもつスタッフ）、そして譲受側のファンドという三者の利害を調整する交渉になりました。

まず、主要スタッフを説得しなければ、M&Aは成立しません。主要スタッフの要求や懸念点は先述のとおりです。

①については、オーナーの交代を受け入れてもらうことの対価のような意味も含めて、主要メンバーがもつ出資持分について、出資額に適正なプレミアムを上乗せした金額で矢部理事長個人が譲り受けることで、合意を得ました。

②については、ほかの医療機関への譲渡と異なり、今回はファンドが実績十分の病院に出資するために、実質的な病院経営は病院側（院長をはじめとした幹部）に任せる、経営と所有の分離を約束してもらう旨を説明しました。さらに、V社は、これまでに多くの病院の事業承継を支援しているファンドであるため、I病院で課題となっていた不足しがちな医師の確保などにも力を発揮してもらえるメリットがある点を説明して、納得を得ました。

③については、社員総会はファンドのメンバーで構成するが、理事会にはファンドメンバーを入れず、現在の院長はじめ主要スタッフが理事となって理事会を構成し、理事長もそ

のなかから自由に選んでもらってよいとしました。経営の執行機関は理事会であるため、実質的には現状と変わらない病院運営や処遇が可能となることを説明しました。

もう一つの交渉ポイントは、ファンドとのＭ＆Ａの成立後、３年間はこの体制で運営をして、３年後にもう一度経営体制を見直すという点です。ファンドが入る期間はとりあえず３年間としておき、３年後に以下のようなイグジット（出口）スキームを考えます。

①理事たちがＶ社から出資持分のすべてを再び譲り受けて、医療法人オーナーになるＭＢＯ（マネジメントバイアウト：経営陣による持分取得）を行う。もしＭ＆Ａ後の体制での運営が問題なく進み、３年後に金融機関からの融資など資金の目処が立てば、ＭＢＯで名実ともに主要スタッフがオーナーになれます

②理事たちとＶ社とが協力しながら、新たに別の譲受先を探す

③Ｖ社がそのまま出資持分の保有を続ける

３年後のイグジット時点で①～③の方法を想定するということは、いわば病院承継を３年繰り延べたというとらえ方もできます。

以上の交渉、説明により、病院経営の承継や現在のスタッフの処遇維持といった点での懸

念が解決したあと、さらに譲渡価額、すなわち矢部理事長の得られる対価を巡る交渉がありました。

ファンドであるV社は事業保有が目的ではないので、3年間という比較的短い期間で一定の利益を得られる確証がなければ出資できません。また老朽化した設備の更新費用なども必要で、そのためには、譲渡価額をある程度抑える必要があるというのがV社の主張です。

一方、新体制の理事院長たちからは、貸借対照表の純資産にある程度の厚みを、つまり資金的余裕を残しておいてもらわないと、今後の経営上不測の事態が生じた場合に心配だという声が上がりました。

もし3年後のイグジット時点でのMBOを検討するとなれば、その際までに借入はなるべく少なくしておいたほうがよいだろうという思惑もあります。

結局、矢部理事長の対価は、I医療法人の貸借対照表における時価評価内で合意が得られました。

結果

最初に矢部理事長から相談をいただいてから、約1年半ほどで、M&A契約が成立し、社員、理事の交代が行われました。やはりステークホルダーが多いということで、交渉過程は時間がかかりました。

新理事長は、院長が兼任する形となり、そのほかの理事はほぼＭ＆Ａ前のメンバーが踏襲しました。ただ、高齢だった事務部長は退任され、事務部門も事業承継することとなりました。

新体制になったことを機に、より効率的な経営を目指すべく、新たな医師を迎え入れ、さらなる業績向上と地域への貢献を目指しながら、運営が続けられています。

Ｖ社は基本的に経営モニタリングだけに徹しています。もちろん、業績が非常に悪化したりすれば、結果を求めるための介入があるかもしれませんが、今のところその心配は皆無です。

アドバイザーから見た事例のポイント

Ｍ＆Ａを実行すれば、病院の所有権も経営権も、すべて譲受側に渡ってしまい、譲渡側にはいっさいコントロールがきかなくなると勘違いなさっている病院オーナーは少なくありません。しかし、ファンドを活用すれば、本事例のように所有権と経営権をある程度切り離して、前者は譲受側に移転させつつ後者は従前どおりに残すというスキームも十分に可能です。

通常、医療機関や事業会社が譲受側となるケースでは、経営権を取得して永続的に病院を経営することが目的になる場合が中心です。

一方、ファンドが譲受側となるケースでは、経営自体は目的ではなく、一定期間（通常3～5年）だけ所有して、そこから得られる利益が目的となります。これは見方を変えると、その出口の時期まで、本質的な事業承継を繰り延べができるということです。

そのため、本事例のように、現オーナーがすぐにでも辞めたいと考えている一方で、病院スタッフが、急に経営の現状を変えられては困ると主張するようなケースでは、一種の時間稼ぎの方法として、ファンドの活用は大いに有効です。

ただし、ファンドは医療事業の専業ではないので、信頼して経営を任せられる人物が病院側に残っている（または連れてこられる）ことが前提になります。

本事例の場合、主要スタッフに経営実績があったためファンドとしても安心して経営実務を任せることができ、また、ファンドから任されることが分かったからこそ、主要スタッフもM&Aに応じて出資持分を手放すという好循環を作れたことが、成功の要でした。

あわせて、矢部理事長が、主要スタッフを信頼して自分の退任後の病院経営を任せたこと、さらに、その承継を優先度の高い目的と考え、譲渡価額の面では一定の譲歩をしたことなども良い結果につながるポイントでした。

CASE 10
【ファンドが譲受側となるM&A】 Badケース
Ｍ＆Ａ経験がほとんどない税理士が、ＦＡとなってしまったがために……

前章で、Ｍ＆Ａに関わる立場として、ＦＡと仲介があることやその違いを説明しました。

今回の事例は、譲渡側の病院にＦＡがつき、そのＦＡから私たちに譲受先の探索が打診された例です。したがって、私たちは仲介でなく譲受先のＦＡとして関与しています。

そして、譲渡側のＦＡが、病院Ｍ＆Ａの実態をあまり知らないままに案件を進めようとしたことが、最終的にはＢａｄな結果を生んでしまいました。

M&Aの検討に至る背景

J医療法人は、中部地方の某県で約80床の慢性期病棟をもつJ病院を運営していました。同法人のオーナーは、非医師で副理事長の真壁太郎氏でした。

J病院は、もともと真壁氏の配偶者の父親である、真壁秋成氏が創設した病院です。真壁太郎氏は秋成氏の一人娘の真壁真由美氏と結婚し、婿として真壁家に入り、秋成氏の死後に真由美氏とともにJ医療法人の出資持分を引き継いだのでした。その後、3年前には真由美氏も病気で亡くなり、現在では出資持分の100%を真壁氏が保有しています。

真壁氏は医師ではないため、理事長には就けず、役職としては副理事長兼事務局長となっています。理事長兼院長には、法人で雇用している別の医師が就いていますが、実質的に経営を把握しているのは、100%出資者である真壁氏でした。

事務局長として25年以上、J病院の経営を主導してきた真壁氏ですが、最近では体力の衰えも感じており、65歳になったことをきっかけに引退を考え始めました。

真壁氏には、一人息子で38歳になる幸司氏がいます。幸司氏は、J病院の事務職員として勤務しており理事にもなっています。

以前は「いずれは息子に後を継いでもらおう」と考えていた真壁氏ですが、息子の働きぶりを間近で見ているうちに「残念ながら、この子には人の上に立って組織をまとめていく才能はないようだ」と感じるようになりました。幸司氏自身、一人で絵を描いたり、音楽を聴いたりするのが好きで、どちらかといえば対人コミュニケーションが苦手なタイプだったため、病院経営に関わることを強く望んでもいませんでした。

真壁氏は、Ｊ病院の事業承継や、自分のリタイア後の生活、そして将来の相続の点も含めて、長らく懇意にしている顧問税理士のＺ氏に相談しました。

Ｚ氏は「出資持分をこのまま真壁氏がもち続けて、やがて訪れる相続の際に幸司氏が相続しても、幸司氏が病院経営に関わらないのであれば、高い相続税がかかるばかりでメリットは少ない。それよりも、今の時点で譲渡して現金化しておくほうが、幸司氏にとっても、真壁氏のリタイア後の生活にとっても、良いだろう」と言います。

また、真壁氏は自分がリタイアしたあとの、病院の事業承継についても、気になっていました。医師ではないとはいえ、配偶者の父から受け継ぎ、これまで長く経営してきた病院ですから愛着もあります。また、地域に溶け込み、多くの患者を抱えてしっかり利益も出している病院ですから、今後も長く続いてほしいと考えるのは当然のことでした。

相続も含めた、親族の資産形成や生活の点と、病院の承継・存続の点の両方を考えて、最もベストな選択はＭ＆Ａだろうと、Ｚ氏は述べました。

そして、Z氏自身、顧問をしている別の企業でのM&Aに際して、デューデリジェンスに携わったことが数回あるためM&Aのプロセスは分かっている、自分がFAになって譲受側との交渉をまとめてあげようと、真壁氏に提案したのです。

M&Aの方針や譲受先候補の選定

Z氏が過去にM&Aに関わったことがあり、そのプロセスをある程度経験しているというのは本当のことです。しかし、自分で譲受先を見つけられるわけではありません。

そこで、Z氏はWebサイトを通じて私たちを知り、譲受側探しを依頼してきました。つまり私たちは仲介ではなく、譲受側のFAとして真壁氏（と代理のZ氏）と交渉することになったのです。その枠組み自体は、特に問題というわけではありません。しかし別のところに問題がありました。

問題の1点目は、Z氏が過去にM&Aに関わった案件は一般の事業会社だったため、病院M&Aに固有のさまざまな事情をあまりご存じなかったという点です。

また、2点目は、Z氏はJ医療法人、および真壁氏個人と税務顧問契約を結んでいるという利害関係があったため、そちらの維持も考えなければならず、必要以上に真壁氏に忖度をする傾向があったという点です。そのために、Ｍ＆Ａの進行に支障を来すことがたびたび生じてしまったのです。

通常、仲介の立場となるアドバイザーであれば、譲渡側と譲受側両方の言い分をまとめるため、譲受側に対しては譲渡側の立場も考えた助言をしますし、譲渡側には譲受側の立場も考えた助言をします。そのため、ちょうどよい落とし所にまとまりやすいのです。

ところが、Ｚ氏は病院Ｍ＆Ａの知識がないうえに、真壁氏の意向をただ聞くだけで、適切な助言ができないため、かえってＭ＆Ａの進行を阻害することになってしまったのです。

その一つが、譲受側の選定でした。

真壁氏は、自分が医師ではないことから、医師に対しては強く出られず遠慮する傾向がありました。譲受先候補の選定でも、まずＪ病院よりも格上と思われる地元大手の病院や全国的に展開している医療法人グループなどは除外してほしいと主張しました。さらに一般の事業会社が譲受先候補になることについても、Ｊ病院の医師の理解が得られないのではないかと心配しています。

また、Ｍ&Ａにおいて一般的に秘密保持は重要ですが、真壁氏は、理事長はじめ、現存の医師スタッフにＭ&Ａを知られたくないという気持ちが非常に強いため、必要以上に敏感になり、同県内や近隣県の病院は秘密が漏れる可能性があるため候補から外してほしいと主張しました。病院見学も、一人で来てほしいとか、譲受側が必要とする書類も、スタッフに気づかれないように用意しなければならないなど、非常に神経質になっています。

それらの事情により、譲受先候補選びは難航し、最終的に交渉することとなったのは、W社のファンドでした。W社は新たに投資ファンドを立ち上げたばかりで、今回のM&Aに興味をもたれたのです。

譲受側との交渉における主な論点

先述のFAとなったZ氏の経験不足や忖度、また真壁氏の極端な秘密主義により、M&A交渉はなかなか進みませんでした。通常であれば1~2カ月程度で済むようなデューデリジェンスが、半年近くもかかるありさまです。

本案件は、真壁氏のリタイアが前提ですが、W社は経営の継続を担保するために、せめて院長兼理事長の医師とだけでも面談させてほしいと要望しました。もし、M&A後すぐにその人が辞めるようなことになったら大変だからです。

ところが、真壁氏はとにかく医師には言えないの一点張りです。

さらに、秘密保持のためと称して、デューデリジェンスに必要な資料の用意に非常に時間がかかったり、完全な形でそろわないといったことが続きました。

そうなると、Ｗ社としては、それらの部分をリスク要因として評価しなければなりません し、そのリスク部分を譲受価額に反映せざるを得ません。デューデリジェンス後、最終評価額として私たちが提示した譲受金額は、当初目算していた金額から約25％も減額されたものとなってしまいました。

譲渡側ＦＡのＺ氏、および真壁氏は難色を示したものの、結局このＷ社の提示を受け入れました。これは、最初の相談時からすでに2年近い時間が経っており、おそらくＺ氏としても、多少の金額的な不利には目をつむってでも話をまとめたかったのではないかと思われます。もしこの案件がここで破談になったら、おそらくＺ氏は再度Ｊ病院のＭ＆Ａに関わることはできないと思ったのでしょう。

また、真壁氏自身も、年齢的なこともあり、もう一度最初からＭ＆Ａをやり直すことは厳しいと感じていた節があります。

結果

Ｍ＆Ａ後、真壁氏が心配していた理事長やほかの医師、看護師の退職もなく、Ｗ社が紹介した新事務局長も協力しながら、J病院は滞りなく運営を続けています。

ただし、W社が入ったあとで詳細にチェックをしてみると、デューデリジェンスの資料がなかった部分では、やはりいくつかの点で経営的に改善が必要な部分もあり、現在はその部分にも人材を投入し、PMIとして立て直しを図っている状況です。その意味では、リスクを見込んで譲受価額を引き下げた判断は正しかったといえます。

アドバイザーから見た事例のポイント

病院M&Aを進める際には、だれにM&Aの相談をし、実務を任せるのかは非常に重要なポイントになります。

経験が浅く業界特有の事情に通じていない人が安易にM&Aに関与したため、結局、譲渡側にとって不利益な結果として終わることがよくあります。

この事例でも、最初から経験豊富なM&Aアドバイザーが仲介で入っていれば、真壁氏にとっては、より良いサポートが受けられたはずです。そうすれば、J病院の業績や財務内容から見て、もっと高い譲渡価額でまとめることは十分に可能だったと思われます。

さらに、そもそも息子の幸司氏に承継させないことが本当に正しかったのかという論点もあります。もしかしたら、少し長い目で見て幸司氏に後継者教育を試してみてからM＆Aを検討しても良かったかもしれません。

M＆Aは、経営戦略の一つの選択肢であり、客観的に見てほかにベターな選択肢があるのなら、M＆Aはやらないことをアドバイスするのも、M＆Aアドバイザーの役割です。最初から「M＆Aありき」で考えることなく、そのような広い視野で経営アドバイスできるのが真のM＆Aアドバイザーだということを、しっかり覚えておいてください。

CASE 11

【出資持分なしの医療法人のM&A】 Goodケース

持分なしのために進めやすかった院内承継

社団医療法人における出資持分の定めの有無については、第2章で解説しました。持分なしの医療法人への移行は親族内で後継者が決まっている場合における相続税対策として選択されることが多いのですが、実は親族外承継においてもメリットをもつ場合があります。

M&Aの検討に至る背景

中部地方の某県で90床の慢性期病床をもつK病院は内科を中心とした慢性期病院で、売上高5億円、利益は毎年3000万円ほどをコンスタントに挙げており、良好な経営状態を続けていました。63歳になる理事長の伊藤氏は2代目理事長です。堅実な病院経営で、父親から受け継いだK病院を地域に根付いた病院として発展させてきました。

伊藤理事長の妻の八千代氏は、医師ではないのですが、K病院の理事に就き事務方のトップとして、総務や人事、経理の管理業務を担っていました。

また、伊藤理事長の息子の正博氏は、関西某県の県庁所在地にある大病院で勤務医をしています。

伊藤理事長が60歳を超えた頃から、正月やお盆に正博氏が帰省して家族全員が集まるときには、K病院の承継や相続について家族会議がもたれました。正博氏は、自分は勤務医が性にあっており、リーダーとして経営をするようなことには向いていないので、K病院を継ぐ気はないと明言していました。

伊藤理事長自身、親から病院を継いだ当初、病院をまとめていくことにかなり苦労をしました。そのため子どもには、自分と同じような苦労を味わわせたくないとも思っていたので、正博氏が継ぎたくないというのなら、それも仕方ないかと無理強いすることもなく納得していました。

そして、とりあえず自分が働けるうちは、理事長かつ医師として働き続け、その後のことは残された者がなんとかしてくれるだろうと気軽に考えていたのです。

その考えが変わったのは、半年前に自分がガンを患っていると知ったときでした。ステージ3で運命を呪いましたが、これぱかりはどうしようもありません。

それよりも、入院、手術となれば、その後は理事長の仕事もまっとうできなくなるでしょう。その前に遺される家族や病院関係者のためにやっておかなければならないことがたくさんあります。

その一つが相続対策でした。伊藤理事長の代に良好な経営を続けてきたK医療法人は純資産が厚くなっており、出資持分の相続税評価はかなり高くなります。もしこのまま相続したら、多額の相続税が遺された家族にかかることを顧問税理士から聞かされました。妻も子どもも現預金などの金融資産はそれほど多額に保有していないため、納税資金に苦労することは目に見えています。

税理士から、出資持分を放棄して持分なしの医療法人へ移行することを相続税対策として勧められた伊藤理事長は、それに加えて、病院の事業の承継をどうすればいいか、M&Aを含めて検討したいということで、私たちのところに相談に見えたのです。

M&Aの方針や譲受先候補の選定

出資持分なしの医療法人に移行すれば、そもそも持分という概念がないため、持分に対する相続税課税もなくなります。払い込んだ基金の額面金額は相続財産となりますが、基金の額は通常少額のため、相続税の問題にはならないケースがほとんどです。また、移行後に医療法人を長年経営して資産が増え、その後に相続が生じても、やはり払い込んだ基金の額だけが相続財産になり、増加した法人の資産は法人に帰属するものとして、相続財産とは切り離せます。以上のように、出資持分なしの医療法人に移行してしまえば、持分に対する相続税の問題は解決できます。

親族外の者が医療法人を承継する場合も、出資持分なしの医療法人に移行している場合は、やはり持分の譲渡や贈与に関連する問題は生じません。

しかし、税務の問題と、病院経営の承継は別の話です。

息子の正博氏が病院の後継者とならないことは明らかなので、早急に後継者を見つけなければなりません。

私たちはまず、病院内の医師で、理事長として後継者になり得る人物がいないかを確認しました。伊藤理事長によると「勤務医のなかに後継候補になりそうな人はいそうもない」ということでした。しかしよくよく話を聞くと、それは伊藤理事長がそう思い込んでいるだけで、医師たちに正式にその意向を確認したことはないということでした。そこで私たちのほうからそれを確認してみることにしました。

同時に、院内に候補者がいない場合のことを考えて、M&Aの譲受先も探索し、第三者承継の道を探ることにしました。

残された時間が少ないなかでの承継を確実なものにするためには、同時にいくつもの可能性を探る必要があったのです。

3人の勤務医と私たち、そして伊藤理事長が面談を進めたところ、最も若い42歳の勤務医X氏が、病院を残すためなら自分がやってもよいと手を挙げてくれました。伊藤理事長は意外そうでしたが、しかし病院のことをよく知っている院内の勤務医でモチベーションの高い人が承継してくれるのであれば、それに越したことはありません。そこで、X氏を後継理事長とする方向で、スキームをまとめていくこととしました。

勤務医に承継させる際の主な論点

後継者候補が決まったとはいえ、クリアしなければならない問題がいくつかありました。

1つ目は実務的な問題です。X氏は優秀な内科医でしたが、医師の仕事と経営者の仕事は、まったく別のものです。通常であれば、数年の時間をかけていわゆる後継者教育を施し、経営の仕事を覚えてもらいます。しかし、今回はある意味でいきなり経営者となるということですから、果たして実際に承継が可能なのか、理事長の職務が務まるのかどうか、その懸念がありました。

この点においては、伊藤理事長の妻の八千代氏が大きな活躍をしてくれました。

ここ数年の家族会議によって、息子がＫ病院の後を継ぐ意志がないことを八千代氏は分かっていました。それにもかかわらず、夫の伊藤理事長は「なるようになるだろう」と具体的な承継対策をしません。それを案じた八千代氏は、事務方に指示を与えて、いつ承継が発生してもいいように、さまざまな経営資料の整理や業務マニュアルの整備などを進め、承継に備えていたのです。

そして、Ｘ氏が候補に決まると、八千代氏と私たちとが協力して、すぐに具体的な承継計画づくりに着手しました。また、Ｘ氏には、病院の経営業務や財務についてのティーチングも始めました。八千代氏を中心とした事務方の厚い協力とサポートが約束されたため、Ｘ氏も安心して後継候補となることができたのです。

第2の問題は、銀行融資への債務保証です。Ｋ病院の業績は良かったのですが、医療機器の購入や建物の改修工事などに際して、銀行から借入をしており、その残高が3億円ほどありました。そしてその債務に、伊藤理事長が個人として連帯保証をしていました。伊藤理事長は、退職にするに当たって、この連帯保証を外してもらうことを銀行に求めましたが、銀行は、その条件として新理事長に連帯保証人になってほしいと要求してきたのです。

X氏は、K医療法人の財務的に返済に問題はないと頭では理解はしていたものの、3億円もの債務への連帯保証には心理的な抵抗感が強くありました。

そこで、私たちは、K医療法人が出資持分なしの医療法人に組織変更し、出資者が医療法人の財産に対する財産権をもたなくなったこと、また、金融庁がまとめている「経営者保証に関するガイドライン」の観点などから、新理事長に連帯保証を求めないことを銀行に要求して交渉しました。

その結果、伊藤理事長の連帯保証を外すに際して、新理事長の連帯保証は求められないこととなり、X氏は安心して病院経営を承継することができました。

持分なしの医療法人に移行していたことが、連帯債務保証問題の解決の一助ともなったのです。

ちなみに、伊藤理事長は、持分なしの医療法人への移行に際して、自らの出資持分を放棄しましたが、それとは別に法人から5億円の役員退職金を受け取って退職することになります。

その5億円を差し引いた残りの医療法人の財産ですが、すでに出資持分なしの医療法人に移行していることから、新理事長の所得や受贈は生じないため、新理事長にかかる所得税や贈与税は発生しません。

結　果

Ｘ氏の理事長就任後、八千代氏をはじめとした事務方はもちろん、ほかの医師や看護師も含めてＫ病院を挙げて新理事長をサポートしていることで、無事に従来どおりの病院経営を続けています。

ガンと闘病していた伊藤氏は、承継実現から1年半後に亡くなりました。最期までＫ病院の様子を気にしていましたが、順調であることを八千代氏とＸ氏から聞かされ、なにも思い残すことはないと、安心した様子で旅立たれたそうです。

アドバイザーから見た事例のポイント

持分なしの医療法人に移行することは、病院経営の安定化や、認定制度を活用することによる税制面での優遇などメリットがあります。さらに、出資持分という財産がないことにより、院内での従業員承継がやりやすくなるという面もあります。

ただし、税制面や財務面のメリットと、経営面での承継がうまくいくかどうかは別の論点です。後者について、本事例では、親族内承継の可能性がないと分かったときから、八千代氏がある程度準備を進めていたこと、また、現経営陣はじめ周囲の人たちが後継者をサポートするという姿勢を明確に示したことが、K病院の承継の成功につながった最大の要因だったと思われます。

CASE 12

【出資持分なしの医療法人のM&A】Badケース
持分なしの医療法人への拙速な移行で、不本意な結果に……

出資持分ありの医療法人から持分なしの医療法人への移行を促進するため、個人にかかる相続税、贈与税が一部猶予されるなどの優遇措置を講じる「持分なし医療法人への移行計画の認定制度（認定医療法人制度）」が設けられています（詳細は第2章参照）。

医療法人の顧問となっている会計事務所、税理士のなかには、いずれ移行しなければならないのなら有利なうちにと、理事長に対して早期の移行を勧める者が多いようです。前事例でも見たように、近い将来に相続を控えている場合、持分の有無によって相続税課税が大きく変わってくるため、税務的に見ればそれは間違っていないでしょう。

しかしＭ＆Ａの観点からいうと、認定を受けてから６年間は認定要件の維持と届出が必要であることが、ネックになる可能性もあります。

いずれにしても、この移行は一度実施してしまうと後戻りできないため、将来の病院承継のあり方を含めて、十分な検討を重ねてから実施する必要があります。

Ｍ＆Ａの検討に至る背景

Ｌ医療法人は、北海道の都市部でＬ総合病院とＬ老健などの介護事業を運営していました。病床数は２００床のケアミックス病院で、地域の中心的な病院として根付いています。同院は、現理事長である沢雄太氏の祖父が終戦後まもなく創設した診療所から発展した病院で、現理事長の沢直樹氏は3代目理事長となります。現理事長の代になってから、新たに介護事業もはじめ、病院と介護事業とで、毎年の売上高は15億円、利益は約1億円をコンスタントに超えていました。もっとも、その利益のほとんどは病院からのものでした。介護事業は赤字にならない程度で利益はほぼ生んでおらず、医療法人としての地域貢献として行っているような状況でした。

65歳になる沢直樹理事長には、38歳になる長男の一郎氏と、35歳の次男、健二氏がいました。2人とも、東京の医科大学を卒業しましたが、一郎氏は東京で勤務医として働いています。一方、健二氏は臨床研究を終えたあとに母校の大学院博士課程に進み、研究医となっています。

60歳を超えた頃から、沢理事長は、70歳まで理事長職を続け、その後はリタイアして一郎氏か健二氏のどちらかに医療法人を継いでもらうプランを考えていました。心配だったのは、2人ともが病院の後継を希望した場合、どちらかを理事長として中心に据えなければならず、兄弟の仲違いが生じないかという点でした。

そこで、2、3年ほど前から、正月に2人が帰郷した際に、沢氏は子どもたちと病院承継の話をしてきましたが、一郎氏は「おやじの言うとおりにするよ」と言い、健二氏は「兄貴のほうが向いているだろう」といった感じの反応でした。そのため、最近まで沢氏は、いずれは一郎氏が継ぐだろうと考えていたのです。しかしそれだと将来の相続の際に、次男へ相続できる財産が少なく、不公平だと思われかねません。まだ時間はあると思っていたものの、沢氏は自身の相続について、顧問税理士に少しずつ相談するようになりました。

Ｌ医療法人は、出資持分ありの医療法人でしたが、２０１７年に認定医療制度が改定された際、顧問税理士から、この3年以内に出資持分なしの医療法人に移行しておいたほうがいいと勧められました。

Ｌ医療法人は業績が良いため内部留保も着実に積み上がっています。さらに近年は、老朽化している病院建物を建て替えるため、意図的に現預金を厚くしていました。顧問税理士は、もし、出資持分ありのままだと将来一郎氏に多大の相続税がかかる可能性が高いため、税制が優遇されているこの機に、出資持分なしに移行しておくべきだというのです。

沢理事長はそれに同意して、Ｌ医療法人は持分なし医療法人への移行計画を策定、それが認定されてから約1年後に、出資持分なしの医療法人となりました。

青天の霹靂

雲行きが怪しくなったのはそれから1年半ほど経ったときでした。その間、一郎氏は結婚して、子どもが生まれたのですが、ある日「東京に新居を建てる」と沢理事長に連絡がありました。沢氏はびっくりして、どうせ近い将来はこちらに戻って病院を継ぐのだから、新居はそれからにすればいい、むしろ、そろそろ戻ってきたほうがいいのではないかと告げました。ところが、一郎氏はL医療法人を継ぐつもりはないというのです。

沢理事長はたいへん驚きました。3、4年前までは、一郎氏は「おやじの言うとおりにするよ」と言い、病院を継ぐ意向を示していたからです。

一郎氏自身、確かに以前はそれもいいかと考えていたのです。しかし、その後、同じように地方出身の勤務医仲間から話を聞くうちに、地方で中規模の病院を経営しても先行きが厳しいことをひしひしと感じ始めました。

さらに、結婚前は北海道への転居に同意していた一郎氏の妻が、子どもが生まれると、その教育などの理由から、どうしても東京に残りたいと強硬に主張するようになったのです。病院の将来性に懐疑的だったところに、妻の態度の変化もあり一郎氏自身も気持ちが変わってしまいました。

「健二は独身だし、俺より身軽だろうから、健二に病院を継いでもらってはどうか」

そう言われて、沢理事長は激怒して喧嘩になりましたが、いくら怒ったところで一郎氏の考えを変えることはできるはずもなく諦めるしかありません。

その後、すぐに健二氏に連絡して、事情を説明した沢理事長ですが、ここでも落胆することになります。遺伝子治療の分野で優れた論文を何本か執筆して実績を上げていた健二氏は、米国の大学から研究者として招聘を受けているというのです。またとないチャンスなので、来年から米国に移住してあちらで世界最先端の研究をしたいというのが、健二氏の話でした。「病院は兄貴が継ぐと思っていたから」と申し訳なさそうに告げる健二氏を、沢理事長は責めることができませんでした。

こうして、L医療法人の親族内承継の道は閉ざされてしまいました。沢理事長にとっては、まさに青天の霹靂です。もちろん、地域の中核病院として定着しているL病院は残さなければなりません。今後の承継策を相談するため、沢理事長は私たちに連絡を取られたのです。

M&Aの方針や譲受先候補の選定

相談を受けた私たちは、院内からの承継者探しと、M＆Ａの譲受側探しの両方を検討しました。しかし、２００床の規模をもち地域の中核病院であるL病院と、老健そのほかの介護事業も運営しているL医療法人の経営を担うのはかなりの重責であり、高い経営手腕が求められます。事前に準備をしていない状況で、その重責を担える医師を院内から見つけることは困難でした。

一方、L病院の業績が良いことから、M＆Ａの譲受先候補はすぐにいくつか見つかりました。しかしここで問題になったのが、認定医療法人となっている点です。

第2章でも解説したとおり、M&Aをするうえで、出資持分という財産価値の有無はあまり関係ありません。ファンドが譲受側になる場合に、出資持分という形のある財産価値がないことによりやや不利になる面が以前はありましたが、現在では持分なしの医療法人のM&A事例も出てきています。

しかし、認定医療法人となっている場合は、話が少し違ってきます。認定医療法人の認定要件には、「運営状況が適正であること」として、以下の8要件が定められています。

①法人関係者に特別の利益を供与しないこと
②役員報酬について不当に高額にならないように定めていること
③社会保険診療に係る収入等が全体の80%を超えること
④株式会社等に対して特別の利益を与える行為を行わないこと
⑤遊休財産額が事業費用を超えていないこと
⑥法令に違反する事実、帳簿書類に仮装隠蔽がないこと
⑦自費が社会保険診療報酬と同一の基準により計算されていること

⑧事業収益が事業費用の１５０％以内であること

たとえば、②の項目を見ると、役員報酬額が限定されることが分かります。通常、役員報酬は理事会が自由に（税務上の過大役員給与の問題は別として）決めることができるわけですが、それが制限されるのです。ほかの項目も同様で、簡単にいえば、認定医療法人になるとさまざまな面で経営者の自由が制限され、その代わりとして移行時に税金が優遇されるというわけです。

この要件は認定後6年間続けて守らなければならず、毎年届け出る必要があります。これに反した場合は、認定が取り消され、過去に遡及して免除された贈与税などを支払わなければなりません。

認定医療法人には、この〝縛り〟があるため、Ｍ＆Ａの際には譲受側に忌避されやすくなったり、譲渡価額面で不利になったりすることがあるのです。

譲受側との交渉における主な論点

Ｌ医療法人は認定医療法人となってから1年余りしか経過しておらず、あと5年近く認定要件を満たさなければなりません。

その点がネックとなって、譲受先候補からは、最低でも報告期間が終了するまでは、沢氏が理事長職に就き続けることが求められました。

また、譲受価額も、沢理事長が想定したものよりは、低めの金額が提示されました。

報告期間が終わるまで理事長職を続けるのであれば、現状のまま自分が経営を続けても同じことではないか、と沢氏は考え、迷いました。しかし結局、先方の条件を飲んでM&Aを進めることを決断しました。

認定要件の報告期間が終了するときには、自分は73歳になっています。それからもう1回M&A交渉をするとなると、体力的にもしんどくなりますし、その前に自分に万が一のことがないとも限りません。それなら、まだ元気なうちに進めておいたほうがいいだろうと判断したのです。

結果

結局、全国的に病院を展開している大手医療法人とのM&Aが合意しました。

譲渡価額については、沢氏の想定よりもかなり低いものとなり、正直いって不満は残りました。しかし、大手医療法人であるため人材ネットワークに強いことから、沢氏は1年だけ理事を務めればよく、その間に後継理事長を用意するという点で合意できたためです。肩の荷が下りた沢氏ですが、こんなことになるのなら、最初から持分なしの医療法人への移行をしなければよかった、と空しい気持ちにもなっています。

アドバイザーから見た事例のポイント

本事例のポイントは、医師の息子が2人もいるのだから、承継はそのどちらかが継ぐ親族内承継になるに決まっていると、沢理事長も顧問税理士も思い込んでいたことです。昔であれば、病院理事長の子どもが医師であるなら、病院を継ぐのは当然だったためその思い込みが理事長にも税理士にもあったのでしょう。しかし今は時代が違います。

もちろん、長男の一郎氏の妻の反対といった不測の事態はありましたが、その点が明確にならないうちに、認定制度を使って後戻りができない持分なしへの移行を進めてしまったことは、あとから考えるとやはり拙速だったといわざるを得ないでしょう。

期間限定という理由があったとはいえ、まずは一郎氏が東京の病院を辞めてＬ病院を承継し、それから移行の手続をしようと考えてもよかったのではないかと思われます。

一般的に、会計事務所や税理士など税の専門家は、税務的に最大の効率を上げる（節税する）ことを考えて、施策を提案します。もちろん、それがベストな場合もあります。しかし、病院の承継全体を考えたときに、税務は大切であるとはいえ、一要素に過ぎないことも事実です。

ある一時点での税務面から見て最適な方法でも、あまりに「決め打ち」の対策を取ってしまうと、将来状況が変化した場合に対応が取りにくくなってしまうことに注意して、さまざまな可能性を考慮に入れた承継対策を考えてください。

第5章

「病院のM&A」で譲渡側はハッピーリタイア、譲受側は医療サービスの質向上へ

現在、中小企業の事業承継対策を中心として、M&Aは一種のブーム的な様相を呈しており、2018年、2019年と2年続けてM&A件数は過去最高を更新しました。市場の活況を背景として、M&A仲介会社やアドバイザーも急増しています。インターネット上でマッチングを行うプラットフォームも含めると、M&A会社は「雨後の筍」のように、どんどん増えている状況です。

しかし、M&Aアドバイザーは、決してだれもが簡単にできるような仕事ではありません。特に、特殊な要因が多い医療業界のM&Aにおいては、アドバイザーの知識や経験が成功を左右する重要な要素になります。

そこで本書の最後に、病院M&Aを成功に導くためのM&Aアドバイザーの選び方を解説します。

あわせて、病院M&Aが今後どうなっていくのか、その将来を展望して本書のまとめとしたいと思います。

Ｍ＆Ａを成功させるためのアドバイザー選びのポイント

Ｍ＆Ａの支援（代理やマッチング）を行う者についての法的な規制や許認可は存在せず、資格なども特に必要ありません。そのため、Ｍ＆Ａの支援を行っている人や会社はたくさん存在し、ここ数年は特に増加しているため、正直、その規模や質もピンからキリまでかなりバラツキがあります。

私たちと同様に、株式市場に上場している大手のＭ＆Ａ専門会社も数社あります。経営コンサルティング会社や、金融機関、あるいは会計事務所、法律事務所などがサービスの一貫としてＭ＆Ａをサポートしている場合もあります。医療業界の場合、業界関連の仕事をしながら情報だけを右から左へ流している、（言い方は悪いですが）ブローカーのような人も少なからず見られます。ブローカーというのは職業名でなく「モノや情報を右から左に流して商売をしている人」といった意味です。

また、Ｍ＆Ａを専門としている会社の役割として、譲渡側と譲受側の両方の間に立ってＭ＆Ａをまとめる「仲介業務」と、譲渡側と譲受側、どちらかの代理人として相手と交渉する「ＦＡ業務」とがあります。

このようにM&Aを支援する者の種類や立場が多いため、M&Aを検討している理事長も、どのような人、会社に相談すればいいのかというところで悩んでいる方が少なくないようです。以下、病院M&A成功のためのM&Aアドバイザー選びのポイントについてご説明します。

(1) 病院M&Aでは「仲介」のアドバイザーが使われることが多い

まず、専門会社における仲介とFAの違いを確認しておきましょう。

仲介業務は、譲渡側と譲受側の間に立って、両方の意向を確認しながら話をまとめます。M&A契約が無事に成約すれば、譲渡側と譲受側の両方から報酬が支払われます。ある意味で「双方代理」なので、どちらか一方の側に立つのではなく、中間的な立場で落とし所を探るといえるでしょう。

多くの場合、あらかじめ譲受側ニーズを把握していることや、両方の言い分を聞いてうまくまとめながら落とし所を探っていくところから、M&Aが成立しやすく、また成立のスピードも比較的早いことが仲介のメリットです。

一方、FAは、譲渡側か譲受側、どちらかだけの代理になります。自分が代理する譲渡側なら譲渡側だけの利益を最大化するために動くことができます。その代わり、互いの立場で交渉するため時間がかかります。また、あまりにも自分の代理人の利益だけを考えて一方的な主張をすれば、当然契約が成立する可能性は低くなります。

一般的には、上場企業やそれに準じるかなり大規模なあるいは有名な企業のＭ＆Ａの場合にＦＡが使われることになります。またＦＡの場合、譲受側は入札形式になることもよくあります（仲介でも入札になることもあります）。

大多数の中小事業者の場合は、仲介のほうがメリットを得られるケースが多いでしょう。病院Ｍ＆Ａの多くは、この規模に収まると思われます。

(2) 医療業界でのM&A実績は非常に重要

どの業界でもある程度はいえることですが、医療業界でのＭ＆Ａの場合は特に、Ｍ＆Ａ会社や所属するアドバイザーの専門性が重要になります。

その理由の１つ目は、医療法人は一般の事業会社（株式会社等）などとはＭ＆Ａのスキームや進め方が異なるためです。さらに第２章で触れたように、医療法人には社団と財団、持分の有無などの種類があり、その種類によっても最適なスキームがそれぞれ異なり、幅広い知見が必要です。

2つ目は、病院のM&Aには監督官庁の許認可や理解が必要になる点です。この点も経験がないとうまく進められない場合が往々にしてあります。

3つ目は、地域医療構想などの中長期的な医療ビジョンや、都道府県ごとに定められた医療計画、基準病床数などから求められる病院の役割を理解しておかないと、マッチングが成立しにくい点です。そういった地域の医療事情をよく理解したうえで、M&A後のことを含めて事前に構想を立てる必要があります。

このように医療業界には特有の事情があるため、医療業界でのM&Aの実績が多く、経験とノウハウをもった会社やアドバイザーを選ぶことがポイントになります。

病院M&Aは、医療業界でのM&Aコンサルティング、病院M&A成約実績がまったくないアドバイザーに任せても、うまく進めることはかなり難しく、M&Aそのものが成立しないか、成立はしたもののその後の経営に支障をきたすといったトラブルの可能性が大きくなります。

また、同じ医療業界といっても、医療法人経営の病院と個人経営の診療所とではM&Aのニーズやスキームが異なります。たとえば診療所のM&Aしか経験がないアドバイザーだと、その経験がまったく役に立たないとはいいませんが、相当に異なる部分があるため参考程度にしかならないでしょう。

病院Ｍ＆Ａの相談相手を探す際には、そのアドバイザーが手掛けた「病院」のＭ＆Ａの実績を教えてもらって判断基準としてください。

さらに、実績が豊富にあるアドバイザーには、過去の実績に基づいたコネクションから、さまざまな譲受側の情報が集まりやすくなります（同じ譲受側が複数の病院を譲り受けることもよくあります）。その点からも、実績が豊富なアドバイザーのほうが適切な譲受側を見つけやすく、Ｍ＆Ａを成約させやすいということにつながります。

(3) Ｍ＆Ａプラットフォームは「出会い系サイト」のようなもの

最近では、人間を介さずにＷｅｂサイトに登録された譲渡側と譲受側を結びつける「Ｍ＆Ａマッチングサイト」「Ｍ＆Ａマッチングプラットフォーム」が増えています。

最初からアドバイザーが関与するＭ＆Ａ会社が、世話人（仲人）が男女それぞれの話を聞きながら、互いに相性の良さそうな相手を探して、仲を取り持ってくれる「結婚相談所」だとすれば、マッチングプラットフォームは、サイトに相手が書いた情報だけを頼りに自分で相手を探す「出会い系サイト」のようなものです。後者は、人手を介さない分、利用費用などは当然安くなりますが、譲渡側、譲受側双方に、相手を見極めて評価できる力が必要です。業界独自の事情に強く、許認可なども関連してくる病院M&Aの場合には、マッチングサイトが使われることはほとんどないのではないかと思います（病床をもたないクリニックなら、利用例はあるかもしれません）。

(4) 担当者との相性は気にしたほうがいい

M&Aアドバイザーが、結婚相談所の世話人（仲人）のような存在ですから、その人物との相性も気になります。男女の縁談でも、信頼できない人や苦手なタイプの人に仲人になってもらっては困るように、病院M&Aにおいても、理事長と、M&Aアドバイザーとの相性はかなり重要なポイントになります。

M&Aアドバイザーは、病院を譲るという、理事長にとっておそらく一生に一度しかない大事業に、長い時間ともに取り組んでいくパートナーですから、単にビジネス上の能力が優秀というだけではなく、人間的にも信頼ができ親しみをもてて、気軽になんでも相談できそうな人物を選ぶべきです。

これは個人的、感覚的なものなので、M&A会社としての歴史や事業内容とは、また違った話になります。

もし最初に担当をしたアドバイザーとフィーリングが合わないと感じられたときには、遠慮なく「フィーリングが合わないので別の人に担当してもらえないだろうか」と言ったほうがいいでしょう。通常、担当者を変えてくれるはずです。

ただし、医療業界、病院Ｍ＆Ａに精通したスタッフが１人しかいない会社だと、交代させたくてもできません。医療業界Ｍ＆Ａの経験が豊富なＭ＆Ａ会社なら、医療業界Ｍ＆Ａ経験があるアドバイザーが通常複数人は在籍しているので、その点でも安心できます。

(5) 情報ブローカーからＭ＆Ａ話が広がってしまう危険

Ｍ＆Ａでは、いわゆる「情報ブローカー」のような人が介在してくる場合があります。どこかの病院が譲渡しを考えているとか、譲受けを望んでいるという話を集めてきて、それを結びつけて紹介料を得ているような人です。医療器具メーカーの元営業マンだとか、◯◯病院元事務長といった人、あるいは士業の方が、こういったブローカーを副業的にやっていることが多く、医療業界は他業界と比べてもその数が多いのではないかと思われます。

もちろん、そういう人たちがすべて悪いとかダメだというつもりはありません。なかには誠実で優秀な能力をもっている方もいるかもしれません。

しかし一般的にいうと、そういう方に話をすると、あちこちに話をしてしまうため情報が漏れて広がりやすい傾向があります。医療業界は狭い業界なので、「あそこの病院、売りに出しているらしいよ」といった話が、いつの間にか業界内で知れ渡っているということです。

しかもそういう噂話は往々にして「どうも経営が危ないらしいよ」などと、尾ひれが付いて広がりやすいものです。そうなってしまうと、ネガティブな先入観をもたれてしまい、真っ当なM&Aをしようと思っても難しくなってしまうのです。また病院スタッフや患者さんにも余計な心配を与えます。

きちんとしたM&A会社なら、当然ながら最初の段階から秘密保持契約を結びますし、M&Aの譲受側を探すプロセスにおいても、細心の注意を払って情報漏洩を防ぎます。その点だけでも、最初からきちんとしたM&A会社に相談するほうがよいでしょう。

(6) M&Aをしない選択を提案できるアドバイザーを選ぶ

少々逆説めいた言い方ですが、良いアドバイザーは、M&Aの提案をしないことができるコンサルタントです。

Ｍ＆Ａは病院経営に関する課題を解決するための一つの選択肢に過ぎません。場合によっては、Ｍ＆Ａ以外の方法で解決できることがあるかもしれません。また、経営状況が本当に厳しい場合は早期に廃院を検討したほうがいいことがあります。

理事長の将来、病院の状況、地域の状況などを分析したうえで、経営課題の解決のためにそれがベストであると考えられたときはＭ＆Ａを提案して実行でき、別の方法がベストであると考えられるなら別の方法を提案して実行できる、いわば〝Ｍ＆Ａも一つの手段として扱う医業コンサルタント〟となれるのが良いアドバイザーの条件です。

Ｍ＆Ａの仲介、アドバイスしかできないアドバイザーは、アドバイザー自身の「商売」という観点から考えると、Ｍ＆Ａを成立させないと稼ぎになりません。そのため、アドバイザーのなかには複数の選択肢の検討、提案をすることなく、〝Ｍ＆Ａの成立ありき〟で話を進めさせようとする者も少なくありません。選択肢としてＭ＆Ａをしない方策を提示できないアドバイザーには、少し注意をしたほうがいいでしょう。

「御法人の場合は、Ｍ＆Ａをしないほうがいいですよ」「この病院の課題はＭ＆Ａでは解決できないので、別の方法を考えましょう」といった提案ができるアドバイザーであるかどうかを見極めてください。

病院M&Aの今後

国や地方の成長戦略を議論する「未来投資会議」の議論を受けて、厚生労働省が主催する「2040年を展望した社会保障・働き方改革本部」では、医療・福祉サービス改革プランとして、

①ロボット・AI・ICT等の実用化推進、データヘルス改革
②タスクシフティング、シニア人材の活用推進
③組織マネジメント改革
④経営の大規模化・協働化

の4つの改革を通じて、医療・福祉サービスにおける生産性の向上を目指すとされています。いずれも病院経営の現場に大きな影響を与える改革ですが、注目すべきは「④経営の大規模化・協働化」です。ここでは、「医療法人・社会福祉法人それぞれの合併等の好事例の普及」を図るとされています。

明確には記載されていませんが、これまでどちらかといえば国として抑制的であった医療事業者の大規模化について、積極的に後押ししていく方向に舵を切っていくことが示されて

いくと考えられます。

地域包括ケアシステム構想によっても示されている、地域の医療・介護の機能分化を進めるためにも、大規模化・協働化を通じた、地域全体での医療資源の効率的運用が欠かせなくなっています。

それが、後継者不足などによる地域医療・介護の消滅を防ぎ、地域ニーズに沿った医療・介護サービスの提供の実現にもつながるものと考えられます。

この動きを別の面から見ると、医療と経営の専門分化の動きでもあります。

医師は基本的には高度な専門家、専門技術者です。医療の専門家であることと、病院組織を経営していくこととは、必ずしも一致しません。もちろん、非常に優れた病院経営をしている医師も実際には数多くいますが、逆のケースもあります。そうであるなら、経営はそのスペシャリストに任せ、一方で医療技術に長けた医師は医療の専門家として活躍してもらうほうが、効率的だということです。あわせて、組織を大規模化あるいは協働化することで、経営資源の効率的な活用も可能になるでしょう。

それは、病院経営やそのスタッフにとっても、医師にとっても、また、地域医療、地域の患者にとっても歓迎すべき事態のはずです。

なお、念のために付言すれば、組織の大規模化は必ずしも大病院化を意味するわけではありません。複数の中小の医療機関を同一の経営主体が運営することも組織の大規模化です。今後、病院や医療法人が大規模化していく流れは避けられないものだと考えられます。その過程での病院M&Aはますます盛んになっていくでしょう。

今はまだ、病院をM&Aするのは、やや特別なケースだと思われている面があります。しかし近い将来には病院承継の一つの選択肢として、当たり前に実行されていくようになるはずです。

ぜひそういったマクロの医療状況、将来動向も踏まえつつ、すべての関係者が幸せになる病院の承継を目指してください。

おわりに

私たちの名南M&A株式会社にヘルスケア専門チームができたのは、2016年と比較的最近のことです。従前は、私が一人でヘルスケア分野を担当していましたが、その後、金融機関で医療業界を専門として、コンサルティング活動をしていた余語が加わり活動領域が広がりました。

本書執筆時点までの約4年間で、私たちがお手伝いをさせていただいたことで契約に至った医療機関のM&A案件数は30件弱です。ご相談を受けて動いたものの、契約合意には至らなかった案件はそれ以上にあります。また、ご相談を受けただけで終わった数はさらにそれより多く、300件以上はあると思われます。

本書で示した事例は、多くの理事長からのご相談を受けた内容、そして実際に実行した案件のなかから、病院M&Aの特徴をよく示している典型的なケースを選んで素材としています。もちろん、秘密保持やプライバシーの観点から、事例の具体的内容は適宜改編して当事者が分からないように配慮しています。しかし、各ケースでお伝えしたいエッセンスは、受け取っていただけたのではないかと思います。

これらの事例のなかには、読者の方々がおかれている状況に似ているものが、必ずあると思います。「うちもこうなるのではないか」と感じられたら、私たちでなくてもよいですが、ぜひ病院M&Aに精通したアドバイザーに、早めにご相談なさることをお勧めします。

M&Aで失敗する理由の多くは、時間がないことです。相手があることであり、また、手続などにも一定の時間はどうしてもかかることから、時間がない場合は、合意に至らない、あるいは合意されても不本意な結果となることがよく見られます。ご家族や関係者の方に理解をしていただくためにも、ある程度の時間は必要です。そのためには、まだ余裕がある早い段階で相談だけはしておいたほうがよいのです。

また、ご家族へのご説明不足も、M&Aのよくある失敗原因です。

特に、親から病院を引き継ぎ、長年〝家業〟として病院を経営してきた2代目、3代目の理事長は、病院を譲るということに対して、どうしても後ろめたさや忸怩たる思いを感じ、ご家族にも話しにくいということがよくあります。そのお気持ちは十分理解できます。しかし、言い出すのが遅ければ遅いほど、反対などのトラブルになる可能性が増えます。多くの理事長家では、ご家族が出資持分をもっていたり社員、理事になっていたりするので、強硬な反対があればM&Aを進めることができません。

理事長がある日突然、M&Aをすることに決めて契約を進めていると、ご子息に告げたため、親子げんかになったといった事例もありました。

そんなふうにならないためには、日頃から、病院の将来をどうしていきたいのか、理事長のお気持ちを率直にご家族にお話しして、よく話し合っておくことが必要です。

病院M&Aは、譲ってお金に替えたらあとはなにも残らない、といった類いのものではありません。地域には病院が残り続け住民への医療提供を続けます。医師、看護師などスタッフの雇用の場も残ります。経営が効率化されることによって従前よりも良質な医療が提供されることもよくあります。

経営者として名前は連ねていなくても、病院さえ残っていれば、「地域に良質な医療を提供したい」という理事長の、また先代や先々代の気持ちは、いつまでも形として残り続けるのです。

そのようなこともぜひ覚えておいていただき、理事長ご自身、またご家族、病院スタッフ、そしてなにより地域のために、最適な選択をなさっていただくことを切に願います。

そのために、本書が少しでもお役に立てたのなら、著者としてうれしく思います。

著者を代表して　矢野好臣

〈著者紹介〉

矢野好臣（やの・よしおみ）

1987年生まれ。岐阜県出身。大学卒業後株式会社名南経営にて全業種M&Aアドバイザリー業務に従事する。また同時に、ヘルスケア産業の中国進出支援業務も行う。ヘルスケア産業の業界再編M&A支援業務の必要性を感じ、2014年名南M&A株式会社設立後、医療・介護・調剤薬局に特化した業界再編型M&A支援を立ち上げる。講師として医療・介護業界のM&Aセミナー・勉強会・業界再編セミナーを多数開催。また、金融機関・会計事務所税理士事務所主催のセミナー講師も多数務める。

余語 光（よご・ひかる）

認定登録医業経営コンサルタント登録番号7795号
福祉用具専門相談員／医療経営士
1986年生まれ。岐阜県出身。名古屋市立大学卒業。大学卒業後、地方銀行入行。銀行本部の事業性ソリューション部門における医療・介護福祉専担者として、事業承継支援や開業支援、付随するファイナンス支援に従事。また、在職中に同業界への出向も経験するなど現場目線も併せ持つ。名南コンサルティングネットワーク参画後も継続して医療・介護福祉分野に特化。病院を中心に、診療所・介護施設・調剤薬局のM&Aコンサルティング業務に従事している。

本書についての
ご意見・ご感想はコチラ

医師《いし》・看護師《かんごし》を守《まも》り
地域《ちいき》医療《いりょう》を存続《そんぞく》させる
病院《びょういん》M&A

2020年11月26日　第1刷発行

著　者　矢野好臣
　　　　余語 光
発行人　久保田貴幸

発行元　株式会社 幻冬舎メディアコンサルティング
　　　　〒151-0051　東京都渋谷区千駄ヶ谷4-9-7
　　　　電話 03-5411-6440（編集）

発売元　株式会社 幻冬舎
　　　　〒151-0051　東京都渋谷区千駄ヶ谷4-9-7
　　　　電話 03-5411-6222（営業）

印刷・製本　瞬報社写真印刷株式会社
装　丁　弓田和則

検印廃止

Printed in Japan
ISBN 978-4-344-93108-4 C0034
幻冬舎メディアコンサルティングHP
http://www.gentosha-mc.com/